RECLAIMING YOUR BODY:

NOTES FROM THE DOCTOR

Science-Based Weight Management

王震男　郭林璇　著

体重革命——医生手记

医学科普丛书

科学体重管理

大连理工大学出版社
辽宁科学技术出版社

图书在版编目（CIP）数据

科学体重管理 / 王震男，郭林璇著. -- 大连 : 大连理工大学出版社 ; 沈阳 : 辽宁科学技术出版社, 2025. 8. -- （体重革命 : 医生手记 / 曲鹏主编）.
ISBN 978-7-5685-5970-6

Ⅰ. R161

中国国家版本馆CIP数据核字第2025P7A959号

科学体重管理
KEXUE TIZHONG GUANLI

出 版 人: 苏克治
策划编辑: 苏克治　顾　丰
责任编辑: 邵　婉　李舒宁
责任校对: 周　欢
封面设计: 周　洁

出版发行: 大连理工大学出版社
（地址: 大连市软件园路80号，邮编: 116023）
电　　话: 0411-84707410　0411-84708842（营销中心）
0411-84706041（邮购及零售）
邮　　箱: dutp@dutp.cn
网　　址: https: //www.dutp.cn

印　　刷: 大连图腾彩色印刷有限公司
幅面尺寸: 145mm × 208mm
印　　张: 5.5
字　　数: 111千字
版　　次: 2025 年 8 月第 1 版
印　　次: 2025 年 8 月第 1 次印刷
书　　号: ISBN 978-7-5685-5970-6
定　　价: 45.00 元

《体重革命——医生手记》
编委会

前言

亲爱的读者朋友：

当你翻开这本书时，或许正站在熟悉的镜子前，凝视着那些被社会标签定义的“赘肉”；或许刚懊恼地放下不该触碰的甜点，陷入自责的循环；又或许在无数个清晨，看着体重秤上波动的数字，感到迷茫与不甘。这些瞬间，我们感同身受。因为这本书，正是为你而来：为所有曾在减重路上挣扎、困惑，却从未放弃追求更健康、更自在的生命状态的人。

这本书并非是一本鼓吹速效减重的“秘籍”，也不是充满冰冷教条的“苦行僧手册”。它诞生的初衷，源于一个核心的洞察：减重的失败，往往源于我们与身体的“战争”而非“对话”。我们习惯于用意志力对抗食欲，用严苛的计划惩罚身体，却忽略了倾听身体本身发出的精密语言——那些藏在脂肪分布、激素波动、代谢节奏里的“密码”。本书的目的，正是为你提供一套科学的“解码器”，将减重从一场痛苦的对峙，转变为一场身体与内心之间温柔而深刻的重逢之旅。

为何需要“解码”？

长久以来，“少吃多动”被奉为减重的金科玉律。然而现实是，有人严格执行减重计划却收效甚微，有人稍一放松便迅速反弹。这是因为，体重管理的真相远比饮食和运动的加减法复杂得多。它涉及以下几点：

独特的身体“指纹”：单纯性肥胖、继发性肥胖、中心型肥胖各有其不同的生理根源和应对策略。年龄、性别、激素水平、肌肉含量，如同隐形的砝码，悄然改变着减重的天平。不了解自己的“肥胖类型”，就如同用错误的钥匙开锁。

代谢的“反直觉”真相：饥饿不等于脂肪在燃烧，反而可能触发身体的“饥荒模式”，降低代谢来死死守护脂肪；剧烈的体重波动通常是水分迁徙的把戏，而非脂肪的真实增减；局部减脂是一个美丽的谎言；甚至你熬夜时以为自己在消耗能量，实则在酿造阻碍脂肪燃烧的代谢苦酒。这些与直觉相悖的规律，是身体亿万年来进化出的生存智慧，我们需要理解而非对抗。

行为背后的心理密码：为什么决心总在深夜崩塌？为什么目标设定后难以坚持？公开承诺为什么有效？情绪性进食的根源是什么？本书将带你探索神经科学的奥秘，理解大脑如何形成习惯、如何被环境设计影响、如何被正向激励驱动，从而将意志力的短板转化为可持续的行为改变动力。

“重启”的意义：一场系统性的革新

“21 天”不是一个时限，而是为你设定一个清晰、可执行的启动周期，是你按下“身体重启键”的初始阶段，旨在帮助你：

重置认知：摒弃错误观念，理解肥胖的复杂性、代谢的规律及“反直觉”背后的科学逻辑。建立与身体合作而非对抗的思维方式。

科学评估：告别单一体重数字的焦虑。学习使用 BMI、腰围、腰臀比、体脂率等多维工具，精准诊断自己的健康状况（是“美学困扰”还是“健康威胁”？需要减脂还是增肌？），并设定安全、合理、个性化的减重目标。

重建习惯：聚焦于“行为目标”而非仅“结果目标”。运用 SMART 原则、神经可塑性法则、环境设计原理和行为弹性模型，从整理冰箱、实践“四群点数法”和“211 餐盘法则”，到识别狙击“隐形卡路里”，再到掌握“运动零食”的技巧，构建可持续的健康生活方式。我们坚信：“没有有罪的食物，只有错误的选择。”

点燃代谢引擎：破解“运动无效”的迷思。理解代谢当量、靶心率、后燃效应等关键概念。学会区分有效运动与无效消耗，根据个人情况选择并科学执行有氧运动、抗阻训练和柔韧练习，让运动真正成为燃烧脂肪、塑造线条、提升活力的高效工具。

奠定终身基础：这本书将引导你破解体重反弹的生物学密码，强调睡眠质量对代谢的无形掌控力，以及心理调适的关键作用。最终，指向构建一个动态监测、家庭协同、充满弹性的“终身健康生态”。

本书的旅程：科学与温度的融合

本书的编写凝聚了前沿的生理学、营养学、运动科学、行为心理学和神经科学的知识结晶。我们力求将复杂的科学原理转化为清晰易懂的语言、实用的工具和生动的案例。本书没有“必须”“绝对”等冰冷命令，而是像一名经验丰富的向导，陪伴你修复身体这座“古老花园”——耙松被压力透支的皮质醇土壤，修复被错误饮食扰乱的胰岛素根系，重新培育被岁月带走的肌肉花朵。

你将掌握“饥饿解码器”来区分生理需求与情绪黑洞，手持“代谢地图”标记不同年龄的能量航道，用“饮食拼图”在充满烟火气的生活中重建营养平衡。你会发现，那些曾被你视为“缺陷”的特质，并非需要抹去的污点，而是生命进化留下的印记，等待着你学会与它们握手言和。

现在，邀请你开启这场对话

本书不是一本普通的减重指南，它更像是一封你的身体写给心灵的情书，邀请你重新认识、理解并珍爱这个承载你生命的独特存在。减重的终极智慧，在于放下蛮力，读懂身体的密语，尊重生命的规律。当你开始真正倾听身体的密语，健康与活力，终将以最从容、最持久的姿态，在你生命中生长。

愿我们在这场解码与重启的旅程中，共同找回对生命最本真的敬畏与热爱。

著　者

2025 年 6 月

目录

序　章　一场身体与内心对话的减重之旅 / 001

第一节 读者画像分析：不同肥胖类型的减重困境..........004

第二节 减重的常识与非常识：“反直觉”的真相..........011

第三节 决断！减重要大声说出口..............................018

启之章　身体重启第一步：先设定一个小目标 / 025

第一节 你的身体在“膨胀”吗？——科学辨别肥胖的趣味指南..028

第二节 目标体重设置的黄金法则..............................037

第三节 行为目标设定策略......................................044

承之章　没有有罪的食物，只有错误的选择 / 057

第一节 冰箱整理大作战：低GI 饮食革命......................059

第二节 四群点数法的实战应用......................................067

第三节 三餐就该这么吃：我的餐盘我做主......................072

第四节 隐形卡路里阻击战……081
第五节 特殊场景生存指南……084

转之章　燃烧你的卡路里：科学运动方案 / 093

第一节 运动无效？解码代谢的隐秘法则……095
第二节 有效运动的密码本……104
第三节 运动类型全解析……112
第四节 健康储蓄罐：解码“运动零食”的代谢魔法……124

合之章　21 天不是结束，而是一个开始 / 133

第一节 破解体重反弹的生物学密码……135
第二节 睡眠与心理：体重管理的无声守护者……146

终　章　健康是终身的自我对话 / 153

第一节 心理博弈：与体重的诗意对话……154
第二节 终身健康生态：与身体签订的契约……159

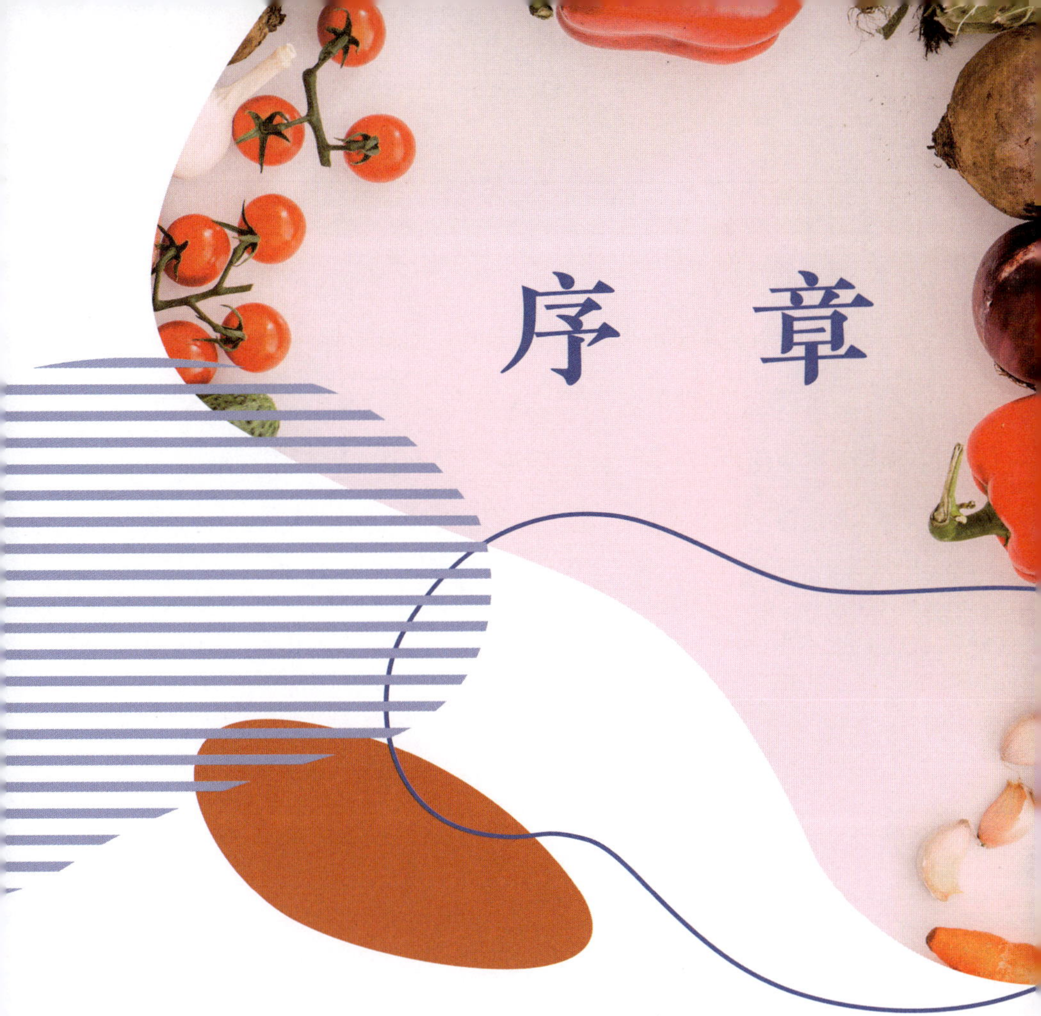

序 章

一场身体与内心对话的减重之旅

亲爱的朋友：

此刻翻开这本书的你，或许曾站在一面镜子前，凝视着那些曾被贴上“赘肉”“松弛”或“衰老”标签的身体；或许在深夜的厨房里，懊恼地放下那块本不该触碰的蛋糕；又或许在无数个清晨称重时，看着波动的数字陷入迷茫与不甘。

我想告诉你：这些瞬间，我都懂。

这不是一场你与体重的孤独战争，而是一次身体与灵魂的温柔重逢。那些顽固的脂肪，不是紧缚在身的盔甲，而是岁月写下的密码——它们记录着你的焦虑、疲惫、欢愉，甚至爱与被爱。这本书不会教你“征服”身体，而是邀请你以科学为舟、以耐心为桨，开启一场自我觉察的航程。

或许你曾试过用饥饿惩罚自己，却在深夜的失控中溃败；或许你曾咬牙跑完 10 km，却发现体重秤上的数字纹丝不动；又或许你曾看着社交媒体上的完美身材，在自卑与渴望中反复挣扎……但请相信，这些挫败并非因为你“不够努力”，而是你还未真正读懂身体的密语。

在这里，没有“必须”“绝对”的冰冷教条。我们会像修复一座古老花园般，重新打理代谢的土壤——那些因压力失衡的皮质醇、被错误饮食扰乱的胰岛素、被岁月悄悄带走的肌肉……每一章都是一把钥匙：

1. 用“饥饿解码器”区分生理需求与情绪黑洞。

2. 用“代谢地图”标记不同年龄的能量航道。

3. 用“饮食拼图”在烟火气中重建营养平衡。

书页间藏着你可能从未察觉的真相：

当你长期放弃主食时，身体正悄悄启动“饥荒模式”；当你强迫自己每天万步打卡时，膝盖的疼痛或许是身体发出的求救信号；甚至你与甜食的纠缠中，可能藏着童年某颗未能得到的糖果……

这不是一场限期21天的冲刺，而是一段与身体终身相伴的旅程。那些被你视为“缺陷”的身体特质，或许正是进化赠予的生存智慧——腰腹的脂肪为对抗压力而生，嗜甜的欲望曾帮助祖先熬过寒冬。我们不是要抹去这些印记，而是要学会与它们握手言和。

现在，请轻轻撕下序章末的《我的减重宣言书》，不必写下“我要减重XX kg”的军令状，只需郑重写下对自己的承诺：“从今天起，我愿倾听身体的每一次呼吸，尊重生命的每一种形态。”

因为你即将打开的，不是一本减重指南，而是一封心灵写给身体的情书。

愿我们在这场对话中，找回对生命最本真的敬畏与热爱。

你的同行者

第一节

读者画像分析：不同肥胖类型的减重困境

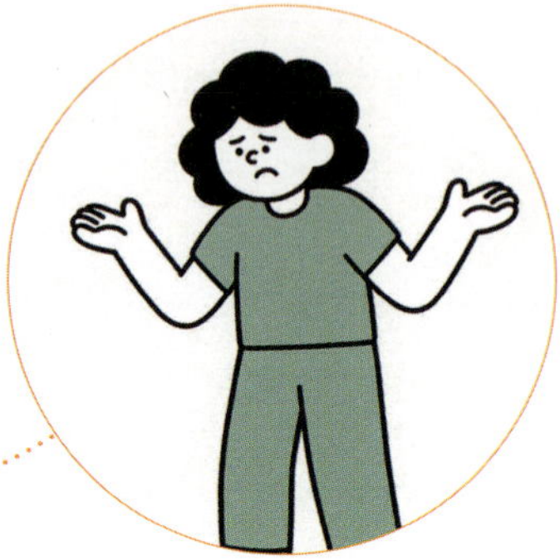

当我们谈论减重时，常常误以为这是一道简单的数学题——只要“少吃多动”就能解开答案。但现实中，那些顽固的体重数字背后往往藏着不同的故事。有人因工作忙碌常年与外卖为伴，有人被激素失衡悄然改变代谢节奏，还有人明明努力运动，腰腹的脂肪却像焊在了身上。这些差异并非偶然，而是身体用独特的方式提醒我们：减重需要先听懂它的语言。

单纯性肥胖：生活方式的无声积累

当我们日常热量摄入与消耗的天平失衡，脂肪就会悄无声息地到访，这是大多数人正在经历的困境。长期久坐的上班族、依赖外卖的独居青年、碎片化作息的职场父母……身体逐渐陷入“热量盈余”的状态。以下场景或许你并不陌生：深夜加班时，炸鸡的油脂香气是疲惫的安慰剂，奶茶的甜度成了续命的燃料。日复一日，代谢的齿轮开始生锈，基础代谢率以每年 1% ～ 3% 的速度下降，而隐形热量（比如一瓶 500 mL 含糖饮料热量约为 200 kcal）却在持续堆积。当你试图用极端节食“急救”时，身体反而启动自我保护机制，优先分解肌肉供能，脂肪的消耗却如同蜗行牛步。这不是意志力的失败，而是进化留给我们的生存程序在作祟。

单纯性肥胖的本质是能量稳态调节系统的渐进性失代偿。当每日能量摄入持续超过总能耗（TEE），正平衡达 5% 时，每年可累积增加 2.3 kg 脂肪组织。这一过程涉及代谢适应与能量消耗抑制和神经内分泌调控失衡等理论机制，这些曾帮助人类度过饥荒的机制，在现代高能量密度饮食环境下，反而成为肥胖的加速器。理解此本质，方能跳出“意志力批判”的误区，转向基于代谢重编程的科学干预。

继发性肥胖：疾病背后的体重警报

这类肥胖是身体的“报警器”，比起体重，我们需要优先关注健康根源。甲状腺功能减退、多囊卵巢综合征、皮质醇增多症……体重的增加被淹没在这些疾病的暗流之下时，我们会发现自己的体重突增且常规减重无效，并且会伴随疲劳、脱发、月经紊乱等症状。一位教师曾困惑于自己“喝水都胖”的体质，直到体检报告显示她的甲状腺激素水平仅有正常值的 1/3。类似的情况还可能出现在多囊卵巢综合征患者身上，她们的胰岛素敏感性比常人低40%，脂肪更容易囤积。这类减重需要医生、营养师与运动教练的多方协同，先修复激素的失衡，再用低升糖饮食重建代谢秩序。

当身体像上文中那位教师一样，即便严格遵循饮食计划体重仍纹丝不动，或是像多囊卵巢综合征患者发现腰腹脂肪顽固堆积时，这往往是内分泌系统发出的加密电报。甲状腺激素的严重匮乏会让代谢引擎降至怠速状态，好比寒冬里熄灭的壁炉，再少的柴火（热量）也难被燃尽；而多囊卵巢综合征引发的胰岛素抵抗，则像门锁生锈的仓库——血糖这个“能源货物”无法被细胞及时接收，最终被肝脏转化为脂肪囤积。更隐匿的是皮质醇增多症，长期高压促使肾上腺分泌过量的“压力激素”，它会重新分配脂肪流向，让脸庞圆润、锁骨消失的同时，四肢却日益纤细。这些疾病操控的肥胖从不是简单的热量算术题，若强行用节食和运动暴力破解，反而可能加重激素紊乱。真正的破局需抽丝剥茧：通过血液检测追踪甲状腺抗体，用超声影像探查卵巢的囊状结构，借午夜唾液皮质醇测定捕捉皮质醇的异常峰值——只有先修复这些失调的“代谢指挥中心”，身体才能重新听懂减重指令。

中心型肥胖：代谢危机的红色预警

腰围超标（男性≥ 90 cm，女性≥ 85 cm）的人群正站在健康风险

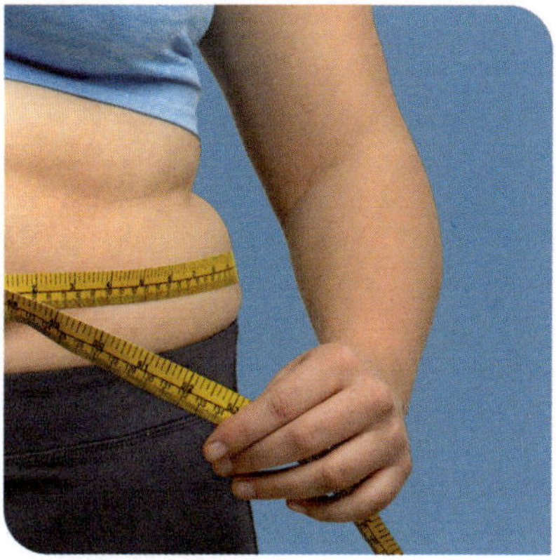

的悬崖边。他们的内脏脂肪像一座小型化工厂，持续释放促炎因子攻击血管，使心血管疾病风险飙升3倍。一位企业高管的故事极具代表性：应酬时的酒精在肝脏转化为脂肪，高压工作促使皮质醇水平居高不下，久坐让肌肉逐渐萎缩。这类人群需要的不是可能导致膝盖损伤的盲目跑步，而是通过有氧运动结合抗阻训练增肌减脂，提高基础代谢水平。

当内脏脂肪如藤蔓般缠绕脏器时，其危险性远超皮下脂肪的“惰性堆积”。这些深藏腹腔的脂肪细胞实则是活跃的内分泌器官——它们持续分泌白细胞介素-6（IL-6）和肿瘤坏死因子（TNF-α），如同向血液中倾倒腐蚀性液体，逐步蚀刻血管内皮；游离脂肪酸涌入肝脏，诱发脂肪在肝脏沉积；更会干扰胰岛素信号传导，使细胞对葡萄糖的接收效率下降40%。上文中那位高管的故事揭示了三重代谢绞索的联动：酒精代谢消耗肝脏处理脂肪的“人力”，高皮质醇将脂肪驱赶至腹腔深处，而肌肉流失则关闭了最大的燃煤锅炉。打破危局需精准策略：通过DEXA扫描定位内脏脂肪分布，用鱼油补充剂（EPA ≥ 1 800 mg/d）抑制炎症风暴，以抗阻训练重建肌肉代谢活力。通过深蹲等训练，每增加 1 kg 肌肉，相当于在体内增设一个 24 小时运作的脂肪焚烧炉。唯有如此，腰围数字的缩减才能真正转化为血管弹性的修复与胰岛素受体的苏醒。

年龄与性别的特殊战场

年轻人常陷入“速度陷阱”，在“人人皆是自媒体”的时代，五花八门的减重法被大数据源源不断推送至眼前。短时间内快速减重往往伴随着肌肉流失，这可能导致基础代谢率永久性降低，当年龄开始增加，体重将越来越难以控制。中年人则在与时间赛跑，40 岁后，伴随代谢率每 10 年下降 2% ～ 3%，肌肉量每年减少 1%，此时每日增加 20 g 优质蛋白质（相当于一杯希腊酸奶＋一掌鸡胸肉）配合抗阻锻炼，比单纯计算卡路里更有意义。老年人的减重更像走钢丝，过多的脂肪会带来代谢疾病的风险，而每月减重超过体重的 1% 又可能引发肌少症——比起减重，我们更不愿意看到老年人肌肉流失。而一碗燕麦粥搭配核桃的早餐，既能稳定血糖又能保护咀嚼功能。

在体重管理的征途上，性别差异如同两条不同的河流——女性的脂肪分布常随激素潮汐起伏，而男性的健康风险更多地藏在腰围的刻度中。对于女性而言，雌激素如同一位精细的脂肪调度员：青春期时它将脂肪引向臀部与大腿，孕期时在腰腹筑起保护胎儿的软垫，而更年期后，当雌激素水平下降 30% ～ 50%，调度系统便逐渐失灵，脂肪开始向腰腹迁徙，形成典型的“苹果型”身材。这种变化不仅会造成审美困扰，更意味着内脏脂肪堆积风险上升 1.8 倍；而在男性群体中，腰围更像是健康的无声警报器。研究显示，男性腰围每增加 5 cm，胰岛素抵抗风险就会增加 35%。那些藏在西装下的肚腩，往往是代谢紊乱的信号，内脏脂肪释放的游离脂肪酸直接涌入肝脏，抑制胰岛素信号传递。性别差异不是枷锁，而是定制健康方案的钥匙——当我们读懂身体的语言，减重便不再是统一标尺下的挣扎，而是量身定制的生命呵护。

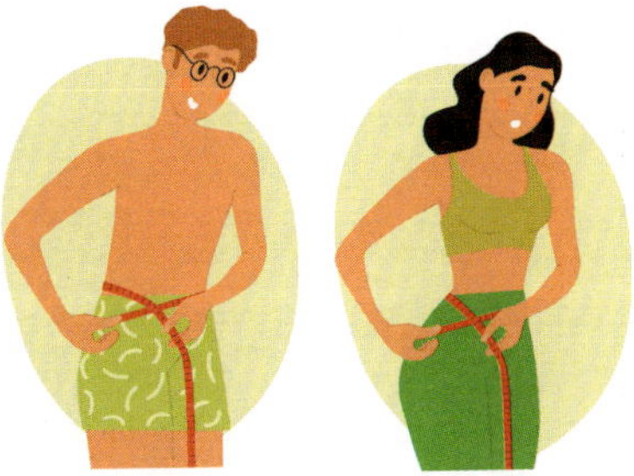

无论是哪种类型，科学都指向同一个真相：减重的本质是重建与身体的信任关系。我们的身体需要对话，而非对抗。

打卡手账

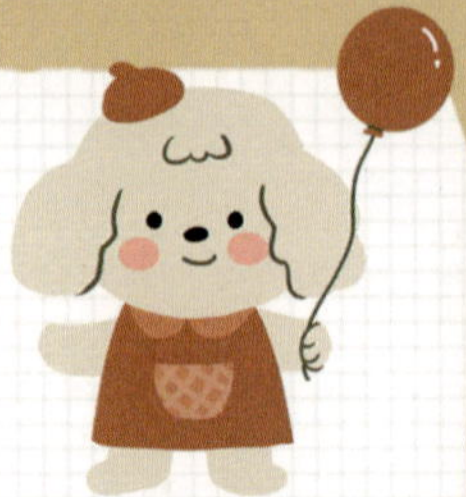

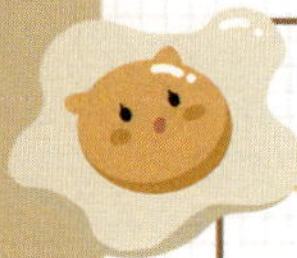

第二节

减重的常识与非常识：“反直觉”的真相

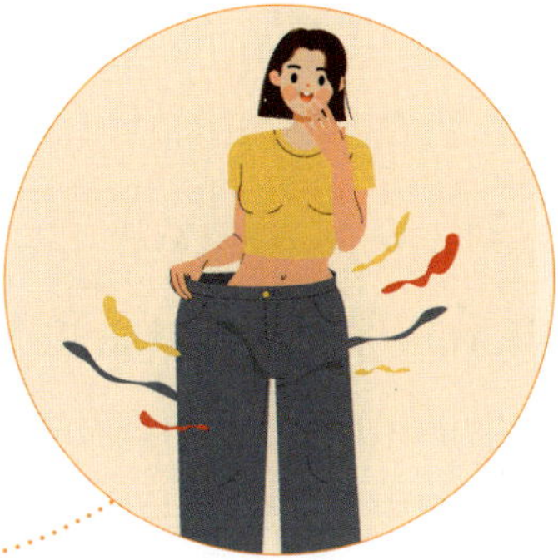

那些看似理所当然的减重法则，或许正将我们引入认知的迷宫。身体用沉默的代谢语言，书写着与直觉相悖的真相。

饥饿≠脂肪燃烧的号角

当胃部发出轰鸣，你可能误以为这是脂肪分解的战歌。实际上，持续饥饿会触发身体的“生存模式”：肌肉蛋白被优先分解供能，而脂肪如同战略储备粮般被死死守护。研究显示，每日摄入热量低于 1 200 kcal 的人群，基础代谢率会在 3 周内下降达 23%。就像过度节俭的家庭会囤积更多物资，身体在饥荒预警中，将每一口食物转化为脂肪的效率反而提升 15%。

这种代谢背叛的根源深植于人类的进化程序——远古祖先遭遇饥荒时，消耗肌肉（短期可再生的资源）保住脂肪（长期生存的能源库）才是生存之道。当现代人刻意制造饥饿，身体仍会启动这套原始代码：

肝脏加速糖异生，拆解肌肉中的氨基酸转化为葡萄糖；脂肪组织则上调脂蛋白脂肪酶活性，如同在脂肪细胞门口增设更多储油罐。更令人警惕的是，持续低热量状态会使甲状腺将活性激素 T3 转化为惰性 T2，让代谢引擎彻底生锈。那位每日仅摄入 900 kcal 却体重停滞的白领，实则是被困在了代谢的泥沼：她的身体正以高于常态 15% 的效率将沙拉里的橄榄油转化为腰腹脂肪，同时分解背肌和臀肌来维持基础生命活动。打破这一恶性循环需要“代谢欺骗术”——通过每日摄入不低于 1.2 倍基础代谢的热量（约 1 400 ～ 1 600 kcal），配合晨间 30 分钟抗阻训练，向身体发送“物资充足”的安全信号，才能解除脂肪的紧急封锁令。

体重波动：身体的潮汐规律

晨起与睡前的体重差可达 1.5 kg，经期女性的周波动幅度甚至超过 2 kg，这些起伏不是减重失败的证据，而是水分子在细胞间迁徙的足迹。一位健身教练的经历颇具启示：她严格控食训练一周后体重纹丝不动，却在此后的某天清晨发现骤降 0.8 kg。这不是魔法，而是细胞外液经糖原代谢调节后的自然释放。真正的脂肪减少，如同冰川消融般缓慢而坚定，每周 0.5 ～ 1 kg 的节奏才是可持续的。

人体如同精密的水文系统——当摄入高盐食物时，肾脏会启动“蓄水模式”，让每克盐分锁住 200 mL 水分，使体重计数字虚涨；而低碳水饮食初期，肝脏将耗尽其储存的 500 g 糖原（每克携带 3 g 水），形成“脱水式减重”假象。那位健身教练的平台期突破，实则是肌肉糖原库耗尽后释放的 3 L“结合水”离开细胞。更复杂的潮汐体现在女性生理周期中：黄体期孕酮水平升高，促使肾小管重吸收钠与水，如同为子宫预备滋养的潮池；而经期开始时激素撤退，身体才开启泄洪闸门。理解这些波动规律后，便能用智慧区分“水分迷雾”与“脂肪真相”：连续三天测量晨起空腹体重，若数据曲线呈锯齿状而非持续下行，说明变化主要来自体液调节；而腰围每月缩减 1 cm 或握力每月增强 2 kg，才是脂肪真正消失的证明。

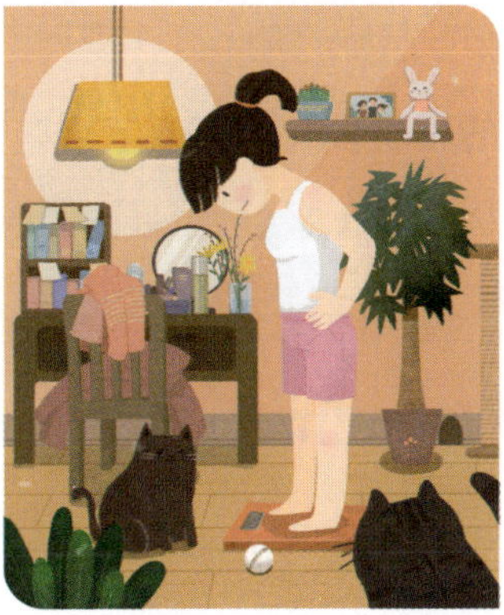

运动后的体重迷局

当你在健身房挥汗如雨，体重秤上的数字却可能不降反升。这不是运动的背叛，而是肌肉与水的密谋——每增加 1 kg 肌肉，会锁住约 3 kg 水分；一次高强度训练引发的微炎症反应，会让身体暂存更多液体修复组织。就像深耕前的土地需要蓄水，这些“虚高”的体重，实则是代谢引擎升级的预兆。规律运动者静息代谢率提升带来的长期收益，远比短期体重变化更有价值。

这种看似悖论的生理现象，实则是身体启动的智慧工程。新生肌肉纤维如同干涸的海绵，贪婪地吸收水分以构建细胞微环境——肌浆网扩张需要 3 倍于肌肉质量的水分填充，只为给未来的力量爆发预备储能池。而高强度训练造成的肌纤维微撕裂，会引发局部毛细血管通透性增强，如同在工地周围临时开挖导流渠，让富含白细胞和营养素的体液涌入修复区。例如，一位在力量训练后体重增加 1.2 kg 腰围却缩减的健身者，正见证着身体的重构奇迹：暂时滞留的 2.4 L 水分中，1.5 L 用于修复撕裂的肌纤维，0.9 L 填充着新增肌原纤维的间隙。待三周后炎症消退，这些“施工积水”将自然退去，显露出真正的新陈代谢堡垒——此时同等强度运动的心率每分钟降低 10 次，意味着心脏这台血液泵已升级了节能模式。

局部减脂：美丽的科学谎言

试图用仰卧起坐抹平小腹脂肪，如同指望雨滴只落在花园的某朵花上。脂肪分解是全身性的生化工程，受基因调控的脂肪分布如同刻在 DNA 里的地图。一位女士曾每日做 200 个卷腹，腰围却未减分毫；当她转为全身性抗阻训练配合饮食调整，腰腹脂肪反而开始松动。这不是努力的错，而是激素敏感性差异的结果。

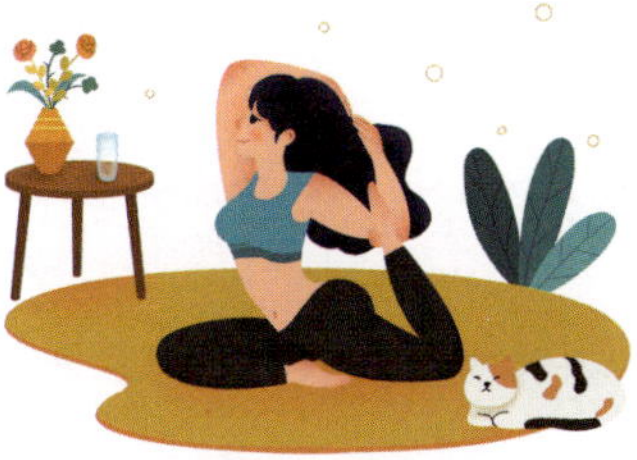

这种“定向减脂”的幻想背后，是人体脂肪代谢的精密调控机制——每个脂肪细胞都携带独特的肾上腺素受体配比。腰腹区域的 α–2 受体（负责抑制脂肪分解）密度比大腿高出 3 倍，如同在脂肪细胞外挂了数把生物锁；而臀部脂肪的 β 受体（促进脂肪分解）则更活跃。当那位女士执着于卷腹时，腹肌收缩消耗的糖原虽能短暂收紧肌肉，却无法生成足够打开 α–2 受体锁的“钥匙”（环磷酸腺苷）。直到她启动全身性训练：深蹲时股四头肌的爆发激活全身 β 受体，划船动作中背肌的收缩促使儿茶酚胺如潮汐般冲刷脂肪细胞，此时腰腹的顽固脂肪才在激素洪流中松动。更关键的是饮食调整带来的胰岛素水平下降，解除了对脂肪分解酶的抑制，让那些曾被基因“重点保护”的脂肪库终于开启大门。

睡眠：被忽视的代谢开关

熬夜追剧时的你以为在燃烧脂肪，实则在酿造代谢的苦酒。睡眠不足 5 小时的人，次日食欲激素升高 15%，饱腹激素下降 20%。这如同拆掉汽车的限速器，明明油箱已满，大脑却仍疯狂踩着食欲的油门。更危险的是，夜间的灯光会抑制褪黑素分泌，使脂肪细胞进入“储能模式”。实验显示，在蓝光暴露下睡眠，脂肪氧化效率降低达 51%。

这种代谢紊乱的本质是生物钟的齿轮卡滞——当深夜蓝光穿透视网膜,视交叉上核会误判为白昼持续,向松果体发送“暂停生产褪黑素”的指令。失去褪黑素这把钥匙，线粒体的脂肪燃烧引擎便无法全速运转。更隐秘的危机在于生长激素的缺席：深度睡眠时本应喷涌的生长激素（夜间分泌量占全天的 75%），能指挥脂肪细胞释放脂肪酸；而熬夜者只能任由脂肪细胞将能量紧锁。一名凌晨两点还在刷手机的青年，体内正上演双重代谢悲剧：他的肝脏因褪黑素匮乏而降低脂解酶活性，脂肪细胞却在皮质醇驱使下疯狂吸纳血液中的游离脂肪酸。次日食欲暴增也并非因他意志薄弱，而是他的大脑在能量利用率暴跌后启动的紧急补给方案——就像误判油量的驾驶员，不断向已满的油箱注入汽油。

说明这些真相，不是为挫败你减重的信心，而是为了让我们放下与身体的对抗。真正的减重智慧，在于理解这些“反直觉”现象背后的生存智慧——当我们不再用蛮力与代谢规律角力，健康自会以更从容的姿态生长。就像园丁懂得四季轮转，而不会强求腊月开花。

打卡手账

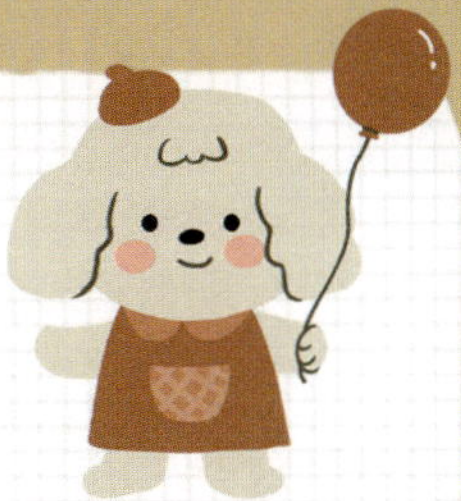

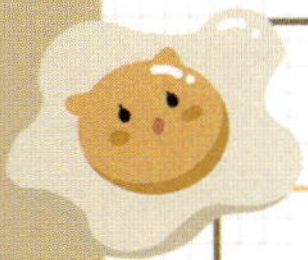

第三节

决断！减重要大声说出口

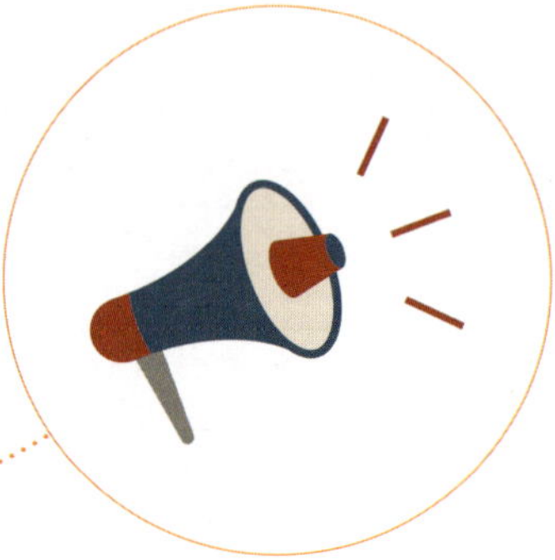

当你将减重目标宣之于口时，这场孤独的战役便悄然转化为一场有观众的生动演出。这并非虚张声势的仪式，而是根植于大脑深处的生存智慧。

承诺的重量：前额叶皮层的契约

当我们决定踏上减重之路时，先将自己的目标大声说出口，这看似简单的行为背后蕴含着深刻的神经机制。从神经学的角度来看，当我们向他人表达自己的减重目标时，大脑中的前额叶皮层会被激活。前额叶皮层与自我控制、决策制定等功能密切相关，它会促使我们更加关注自己的行为，努力去实现承诺的目标。

当你说出“我要减重 5 kg”，前额叶皮层便像一名公证员，将模糊的愿望转化为具体的神经契约。加利福尼亚大学实验显示，公开承诺者的目标达成率比沉默执行者更高。这是因为语言出口的瞬间，伏隔核会释放多巴胺，模拟“预支”的成就感；而背外侧前额叶皮层同步启动，如同在神经回路上刻下“违约成本”的印记。一名创业者的经历印证了这点：他在公司年会上宣布减重计划后，每次想放弃时，同事的询问都成了无形的监督——大脑为了避免认知失调的痛苦，会不自觉地调整行为以兑现承诺。

社会脑的进化密码

人类在百万年的进化中，将“社会评价”写入了生存本能。当你在朋友圈发布健身打卡，杏仁核会将收到的点赞解读为部落认同的信号。神经影像学研究证实，公开承诺时，默认模式网络（DMN）的活跃度得到提升，这区域正是处理自我与他人关系的核心。就像原始部落中分享猎物能换取地位，现代人用健康承诺交换社会支持——这种古老的神经程序，让一名母亲在家长群中公开减重目标后，即使疲惫也会坚持晨跑，因为违约带来的“社会性死亡”恐惧，远比脂肪更令大脑警惕。

这种看似简单的社交行为，实则是百万年进化的神经化学奇迹。当一位母亲在家庭群敲下减重承诺时，她的大脑中正上演一场原始仪式——前额叶皮层将文字承诺转化为虚拟的“部落契约”，触发伏隔核释放多巴胺，如同远古时期集体狩猎成功后的神经庆典。而每次晨跑打卡获得的点赞，会刺激垂体后叶分泌催产素，这种“信任激素”将社交认同感转化为生理愉悦，强度堪比拥抱的温暖感。更精妙的是违约恐惧的生化机制：当惰性念头浮现，前扣带回皮层会模拟出被部落排斥的痛感，促使肾上腺分泌应激激素皮质醇，其浓度足以让心率骤升。这解释了为何她能在寒冬清晨挣脱被窝——逃避生理疲惫只需克服 400 kcal 意志力消耗，而避免“社会性死亡”的神经警报却相当于 5 000 kcal 的威慑当量。

承诺的剂量与技巧

并非所有宣言都奏效。神经科学揭示三个关键原则：

1. 具体性：“每周运动 3 次”比“我要减重”激活更多纹状体神经元，因可量化的目标能生成清晰的行动路径。

2. 正向性：强调“获得健康”而非“逃离肥胖”，前扣带回皮层会更积极地调动执行资源。

3. 渐进性：将大目标拆解为阶段性承诺（如“本月减重 2 kg”），每次兑现都会强化腹侧被盖区的奖赏反馈，形成行为正循环。

这些原则的效力源于人脑的预测编码机制——当你说出“每周三 / 五 / 日 19 点我要练习 30 分钟瑜伽”，纹状体会像 GPS 绘制路径般生成具体的行动影像，降低执行阻力；而模糊的“我要减重”则会让前额叶陷入混沌迷雾。例如，将“戒奶茶”改为“每日获得 20 g 乳清蛋白”，便可利用正向框架欺骗大脑的威胁防御系统：前扣带回皮层将健康收益标记为“战利品”，而非“剥夺惩罚”，使执行资源消耗降低。更精妙的是阶段性承诺的神经化学魔术：当“本月减重 2 kg”目标达成时，腹侧被盖区喷涌的多巴胺会包裹神经元突触，形成记忆镀层——这种愉悦印记让后续“再减 2 kg”的承诺可信度得到更有效的提升，如同商业往来中累积的信用积分。因为人脑本质上更擅长兑现精密校准的“神经契约”，而非对抗模糊的欲望洪流。

从神经契约到生命习惯

公开承诺不是道德绑架，而是借助百万年的脑进化规律，将意志力短板转化为群体智慧。当你下次说出减重目标时，记住：

1. 选择 3 ～ 5 名“关键见证人”（最好来自不同生活圈层）。

2. 用“如果……那么……”句式设定承诺（如“如果周三加班，那么用 15 分钟办公室瑜伽替代去健身房运动”）。

3. 每月更新一次微承诺，避免大脑对固定目标产生耐受。

这不是向他人证明什么，而是邀请世界成为你的镜像神经元网络——当每个见证者的目光都化作神经回路的监督者，减重便从自我挣扎升维为一场社会脑支持的生命进化。

打卡手账

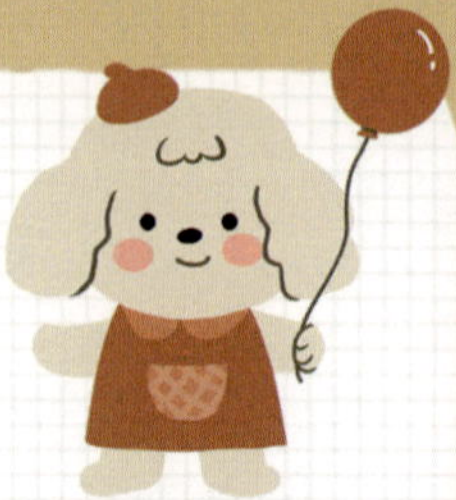

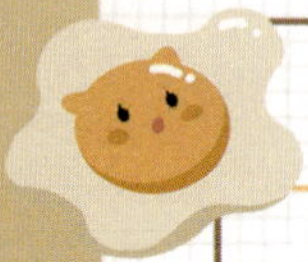

我的减重宣言书

亲爱的自己：

从此刻起，我决定以科学和耐心为伴，开启健康重塑计划。这不是一场与身体的战争，而是一次自我关怀的实践。

我在此宣言，在接下来的日子里，我会：

1. 智慧饮食：拒绝高热量“诱惑”；多吃蔬菜、水果和粗粮，让身体充满营养和活力；放慢吃饭速度，认真感受每一口食物，不再狼吞虎咽。

2. 可持续运动：体会不同运动带来的乐趣，骑行时感受春天的风，游泳时感受夏天的水，慢跑时踩过秋天的落叶，瑜伽时眺望冬天的雪。

减重的路上会有困难，会想放弃，但我不会退缩！我期待在不久的将来，能看到充满自信、活力满满的自己。我相信，只要我坚持下去，就一定能成功！

加油，我一定行！

宣言人：

宣言日期：

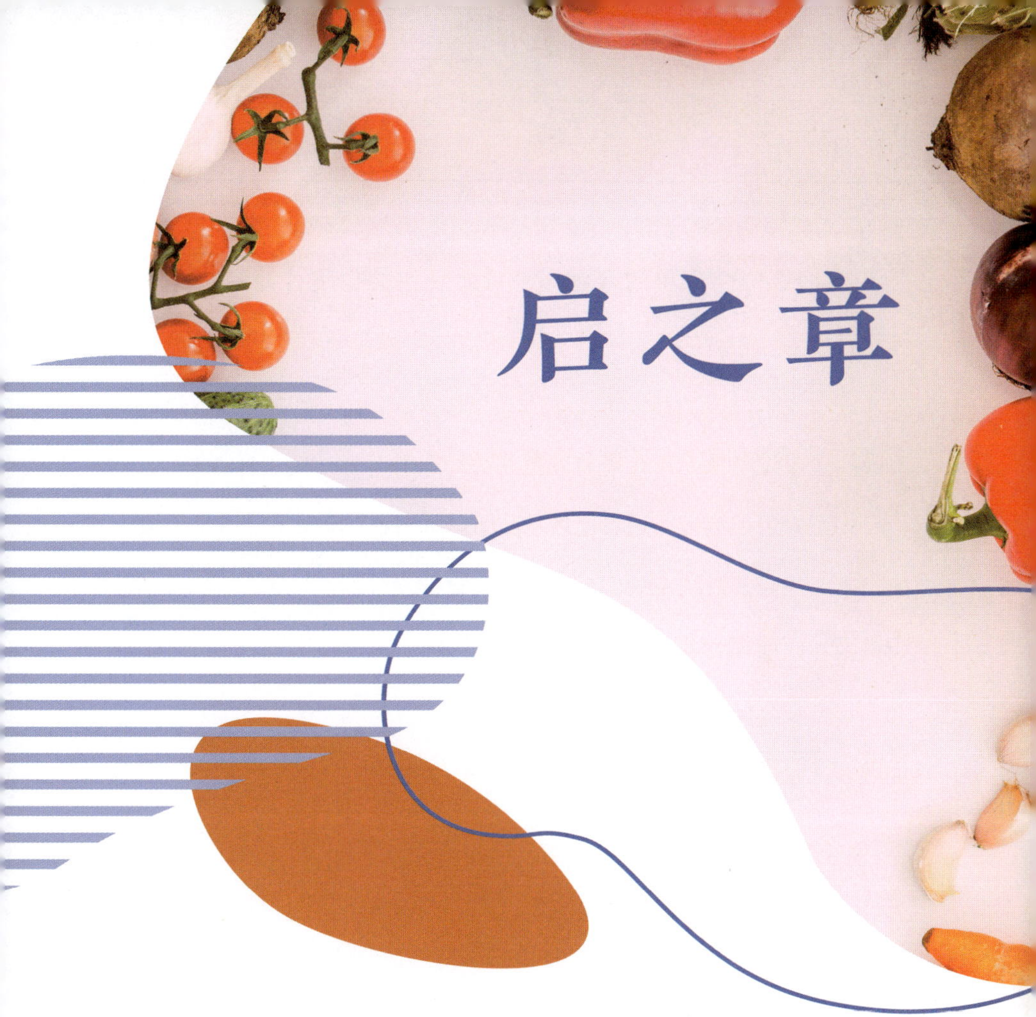

启之章

身体重启第一步：先设定一个小目标

先回答两个简单的问题，来看看现在的你是否拥有减重的决心吧！

问题 1　假设电视上正在播放减重相关知识的节目，会怎样观看？

① 一边记笔记一边看电视，试图理解内容，反思自己饮食习惯，并在节目结束后，认真思考自己能做什么。

② 面前摆着果汁和零食，一边看节目一边享用，并且只接受适合自己的内容。

问题 2　假设你决定一个月后参加由锻炼和改善饮食习惯相结合的减重课，你打算如何度过接下来的一个月？

① 过着和以前一样的生活。

② 在开课后，就不能吃自己喜欢吃的零食了，所以现在要比平时吃得更多，提前满足自己。

③ 为了参加减重课，比以往更加注意健康的生活习惯。

问题 1：回答②的人，从现在开始要从根本上改变想法。无论如何②都是不好的，这一点所有人心里都清楚，然而，并非每个人都可以真正做到。

问题 2：回答③的人，已经为真正的减重做好了心理准备，所以减重课开始后，效果很容易就会显现；而回答②的人，即使在减重课上接受了专业的指导，减重也较难成功；选择①的人，则介于②和③之间。

这是我们迄今为止在指导许多人减重后得到的真实经验。在我们主办减重课时，开始正式的减重指导前（2～4 周前）要进行说明会。这个说明会不仅仅是说明接下来要做的事情，更是告诉参与者减重的意义以及可能会出现的一些不利因素；正式的减重课指导会在说明会的 2～4 周后开始，有参与者在没有开始前仅仅依靠自身约束已经有了初步的减重效果，这样的人在减重指导真正开始后，会更明显且顺利地瘦下来；而以“为了能多减一点”“从下周就不得不限制饮食”等为借口，在上课前比平时吃得更多的人，则很难顺利减重。

减重成功与否，在很多情况下，都是在开始行动之前就已经决定的，这一点请牢记于心！

第一节

你的身体在“膨胀”吗？——科学辨别肥胖的趣味指南

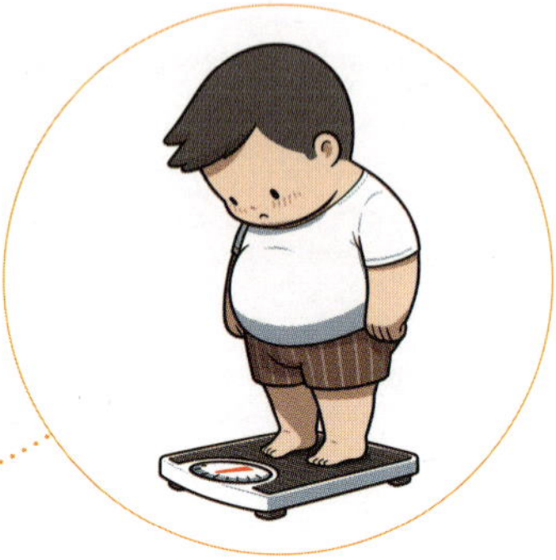

在按下“减重启动键”之前，我们需要像医生问诊般冷静审视身体——它不是简单的体重数字游戏，而是一场关于代谢健康的精准诊断。

你或许见过这样的场景：

1. 一名体质指数（body mass index，BMI）20 的年轻女性，因社交媒体焦虑而追逐极端瘦削，却不知她的体脂率已低于健康阈值。

2. 一名腰围超过 90 cm 的中年男性，将腹部的“代谢警报”归咎于“天生骨架大”，而体检报告上的胰岛素抵抗指数正在悄然攀升。

科学减重的第一步，是解决三个关键问题：

1. 客观诊断：你的脂肪是“美学困扰”还是“健康威胁”？

2. 数据说话：BMI/ 体脂率 / 腰臀比究竟该信哪个？

3. 目标锚定：需要减脂还是增肌？该减多少才安全？

本节内容将带你完成一场身体审计：

1. 用软尺和体脂秤替代体重的单一审判。

2. 区分“代谢性肥胖”（体重正常但体脂超标）与“假性丰满”（肌肉量掩盖的健康真相）。

3. 解析内脏脂肪的沉默威胁——它不像皮下脂肪那样可见，却是心血管疾病的隐形推手。

BMI：体重健康的初筛标尺

BMI 是衡量人体胖瘦程度的标准，是各国作为体重评判的重要标准，计算方式也很简单，只需要一条皮尺和一台体重秤，就可以得到自己的体质指数。

BMI 计算公式：BMI ＝体重（kg）÷[身高（m）]^2

现在，我们一起来计算一下你自己的 BMI 吧！

BMI ＝体重（　　kg）÷[身高（　　m）]^2 ＝（　　　）

计算结束后，我们来看一下你的 BMI 是否超标吧！

我国 18 岁以上成人 BMI ＜ 18.5 为体重过低，18.5 ～ 23.9 为正常，24.0 ～ 27.9 为超重，≥ 28.0 为肥胖。具体可以参考表 1。

表 1　中国成人体质指数评价标准及疾病风险

BMI 分类	中国参考标准	2 型糖尿病、高血压、冠心病等疾病风险
体重过低	＜18.5	低（但存在其他疾病风险）
正常体重	18.5～23.9	平均水平
超重	24.0～27.9	增加
1 度肥胖（轻度）	28.0～32.49	中度增加
2 度肥胖（中度）	32.5～37.49	严重增加
3 度肥胖（重度）	37.5～50	极为严重增加

如果我们将 BMI 作为评价肥胖的唯一指标的话，容易出现以下两种误解：

1. 肌肉发达的人会被错误地划分为超重或肥胖。

2. BMI 可能会低估那些肌肉流失的人的身体脂肪含量。

因为 BMI 仅仅只参考身高和体重，不区分我们身体里面的脂肪和非脂肪成分，但是尽管如此，BMI 仍是一个全球通用的评估超重和肥胖的有效指标。如果我们还想进一步确认自己的身体成分，尤其是脂肪成分的话，我们可以测量其他指标，比如腰围和臀围。

腰围 & 腰臀比：代谢风险的预警罗盘

身体围度的测量常被用于评价身体成分，也常被用来反映身体各部位的比例。常用的围度指标包括：腰围、腹围、臀围、大腿围等，近些年颈围也渐渐进入人们的视线。围度测量的优点在于可以快速可信地提供个人身体构成的信息。这种方法不仅可以用来推算身体成分，同样也可用来反映在体重控制期间体型的变化。

腰围和臀围是能够被大多数人理解的指标，反映脂肪在身体中心部位堆积的程度，是与中心型肥胖和心血管疾病相关的重要指标。腰围超标每增加 5 cm，胰岛素抵抗风险上升 27%，腰臀比失衡则反映脂肪分布异常，与动脉硬化的关联度达 0.68。

通常我们可以使用软卷尺进行腰部和臀部的测量。腰围测量肚脐上方 2 cm 处一圈的围度，臀围测量臀部最宽处一圈的围度（图 1），需注意卷尺与地面保持水平。腰围和臀围最好请其他人为你测量，这

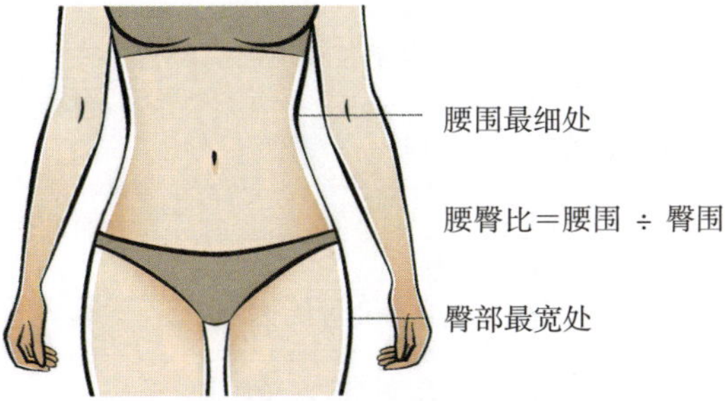

图 1　腰围和臀围测量

样你就可以得到一个比较准确的数字。

现在，来测量一下你的腰围和臀围，并计算自己的腰臀比吧！

腰围 =（ cm） 臀围 =（ cm）

腰臀比 = 腰围（ cm）÷ 臀围（ cm）=（ ）

测量结束后，对照表 2 的数据，我们一起来看一下你的腰围是否超标吧！

表 2 腰围对应的成人中心型肥胖分类

分类	男性	女性
中心型肥胖前期	85 cm ≤腰围< 90 cm	80 cm ≤腰围< 85 cm
中心型肥胖	腰围≥ 90 cm	腰围≥ 85 cm

亚洲人群腰臀比的健康范围：男性一般为 0.85 ～ 0.9，女性一般为 0.67 ～ 0.8，而通过腰臀比判断中心型肥胖的范围是：男性腰臀比超过 0.9，女性腰臀比超过 0.8。中心型（腹部）肥胖，尤其是内脏脂肪与代谢综合征和心血管疾病风险增加有关，会显著增加 2 型糖尿病、胰岛素抵抗、中风等疾病的发生风险。

我们之所以更加关注脂肪分布的位置，是因为身体脂肪含量具有较大的个体差异，主要取决于性别和遗传因素，当然也与个体后天的运动和饮食习惯相关。脂肪具有一些重要的生理功能，诸如产生能量、维持体温、缓冲和保护身体等。然而脂肪过度堆积易引起肥胖，肥胖是身体脂肪含量过多的一种状态，当女性体脂率超过 32%、男性体脂率超过 25% 即可判定为肥胖。研究已证实，肥胖能够引起诸多对健康不利的结果，包括冠心病、高血压、中风、2 型糖尿病、骨关节病、关节退行性病变、各种肿瘤的发病危险增加、血液成分异常、月经失调等。此外，肥胖容易造成严重的心理负担。身体脂肪过少同样会对体质和健康产生损害。有研究证实，青春期女生体脂率低于 17% 将影响月经初潮；脂肪过度损失还会产生很多严重后果，如女性不孕症、抑郁、体温调节障碍，甚至危及生命。所以，过度追求身体低脂肪或脂肪过度堆积，对健康都是有害而无利的。鉴于身体成分中脂肪含量与疾病间存在着密切联系，加之身体脂肪含量是体重组成中的最大可控因素，所以对身体脂肪含量的准确测量和评价是体适能研究中的重要内容。

肥胖形成过程中，脂肪堆积优先始于皮下，当皮下脂肪量达到某一临界值时，脂肪逐渐开始转存于内脏部位，此后皮下脂肪与内脏脂肪的变化呈正相关。关于身体脂肪分布规律对健康的影响，科学家已有了很多有趣的研究发现。比如男性型肥胖，身体外形常呈苹果样变化，也常被称为苹果型肥胖，这种肥胖类型可用来描述脂肪在躯干和腹部过度的堆积，与心血管疾病患病率密切相关；而脂肪主要堆积在臀部和大腿部位则被称为女性型肥胖，这种肥胖类型身体外形呈梨子样变化，也被称为梨型肥胖，身体脂肪分布特点如图 2 所示。

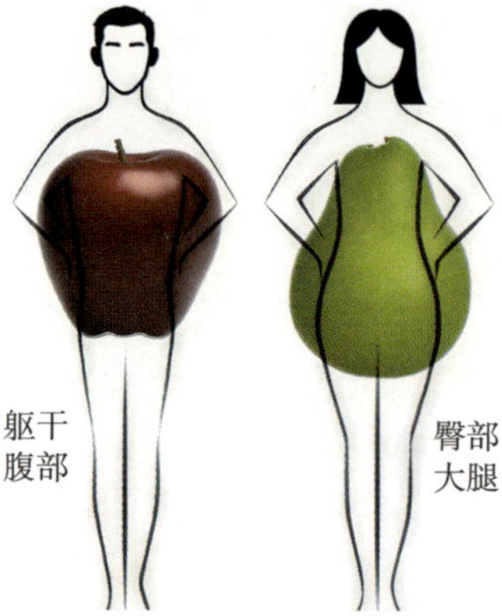

图 2　身体脂肪分布特点

体脂率：身体成分的精准标尺

体脂率（body fat percentage）是评估身体脂肪占比的核心指标，其临床价值远超单纯体重测量。根据美国运动医学会（ACSM）标准，成年男性健康体脂率为 10% ～ 20%，女性为 20% ～ 30%（年龄每增长 10 岁可放宽 3%）。需警惕的是：

1. 隐性肥胖危机：BMI 正常但体脂率超标（男性＞ 25%，女性＞ 32%）的人群，内脏脂肪面积往往已超过 100 cm^2（CT 诊断标准），糖尿病风险提升 2.3 倍。

2. 年龄修正规则：40 岁以上男性建议维持 18% ～ 25%，女性 25% ～ 32%，以平衡代谢与免疫需求。

我们日常使用的家庭用体脂仪，因开发机构所使用的推算公式不同和生物电阻抗法易受测试者和测试环境的影响，均存在约 ±3% 的误差，但是仍旧是我们最容易获取体脂率的有效手段。参考表 3 我们可以评估自己的体脂率是否超标。

表 3　不同年龄性别人群体脂率适宜范围

	20 ～ 39 岁	40 ～ 59 岁	60 岁以上	体脂率过低风险
男性	8% ～ 20%	11% ～ 22%	13% ～ 25%	＜ 8% 可能导致免疫力下降、内分泌紊乱
女性	21% ～ 33%	23% ～ 34%	24% ～ 36%	＜ 21% 可能影响月经周期、生育能力

需要注意的是，表 3 为 WHO 及美国运动医学会标准，考虑到中国人口体质特征，成年人（20 ～ 59 岁）体脂率分别对应男性 15% ～ 18%（不超过 20%）和女性 25% ～ 28%（不超过 30%）更为合适，老年人群参考血压、血糖、血脂等指标也可适当有所增加。

打卡手账

第二节

目标体重设置的黄金法则

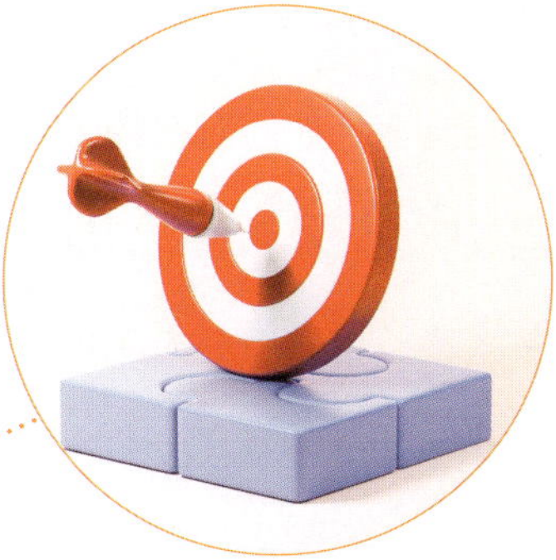

你或许经历过这样的困境：

1. 参照网络公式算出“理想体重 50 kg”，却在减至 55 kg 时遭遇脱发、闭经。

2. 盲目追求“月瘦 5 kg”，结果肌肉流失导致基础代谢率永久性下降 8%。

3. 照搬明星食谱，却发现同样的热量赤字下，自己的减重步伐却停滞不前。

设定减重目标不是简单地对标标准体重表，而是一场需要精密计算的代谢工程。这些挫败源于对个体差异的忽视——年龄、激素水平、肌肉含量如同隐形的砝码，悄然改变着减重的天平。

这些困境背后藏着身体独特的“代谢指纹”。那名减至 55 kg 便闭经的女士，她的理想体重或许本应为 58 kg；而肌肉流失 8% 的案例，实则是基础代谢公式忽略了年龄对代谢的腐蚀性——30 岁后每 10 年

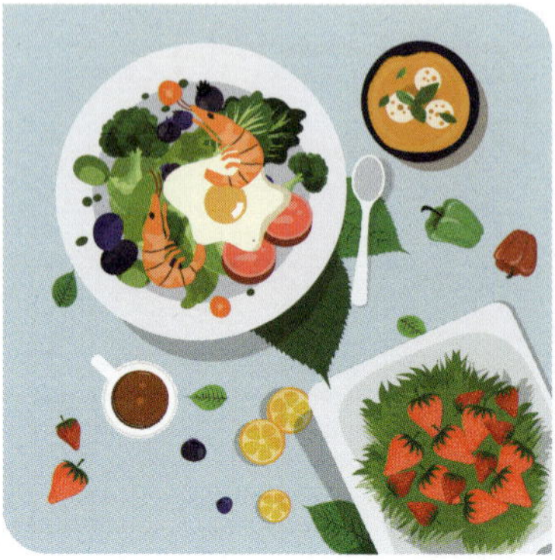

静息代谢自然下滑 2%，若再加上极端节食，如同对缓慢运行的引擎强行断油。最典型的莫过于明星食谱失效之谜：当两名女性同样执行 1 500 kcal/d 的食谱，肠道菌群丰度差异可使实际吸收热量相差 200 kcal（相当于慢跑 25 分钟）。唯有通过体成分扫描绘制个人代谢地图，用血检报告校准激素天平，才能解开属于你的健康密码。

减重目标设定的根据

如果体重对疾病造成了一定的风险，医生一般会推荐肥胖者减掉 5% 左右的体重。许多人考虑开始减重往往是因为健康出现了问题，如受到了其他代谢相关疾病的困扰或接受了医生的建议，因此除了改善体形外，我们在设置体重的标准时，也会更多地考虑代谢综合征相关指标。这里提供了代谢综合征判定的部分参考指标（表 4），如果目前你的身体出现了如下情况，那么在减重过程中，对这些指标的控制会成为你首先需要考虑的问题。

表 4　代谢综合征判定的部分参考指标

<table>
<tr><th colspan="3">必需条件</th></tr>
<tr><td>【腰围】
男性 90 cm 以上
女性 85 cm 以上</td><td>或</td><td>CT 扫描腹部内脏脂肪
面积 100 cm^2 以上</td></tr>
<tr><th colspan="3">+
以下 3 个指标符合 2 个以上</th></tr>
<tr><td>【血脂】
甘油三酯（TG）≥
1.7 mmol/L
和 / 或
高密度脂蛋白胆固醇
（HDL-C）
男性＜ 1.03 mmol/L
女性＜ 1.29 mmol/L</td><td>【血压】
收缩压 130 mmHg 以上
和 / 或
舒张压 85 mmHg 以上</td><td>【血糖】
空腹血糖≥
6.1 mmol/L
和 / 或
餐后 2 小时血糖
≥ 7.8 mmol/L</td></tr>
</table>

其实减重 5% 并非是一个经过严格实验验证的比例，但是基于大量减重成功者的实际经历，业内依旧沿用了这个比例设定。对于大多数超重或轻度肥胖者（24.0 ≤ BMI ≤ 32.49），建议初始时设立每周减轻体重 0.5 ～ 1 kg 的目标，每月减轻 2 ～ 4 kg，6 个月内减轻当前体重的 5% ～ 15% 并维持；对于中、重度肥胖者（BMI ＞ 32.49），建议设立周、月目标，进行定期评估，按照减轻现体重的 5%、10%、

15% 划分阶段性减重目标。除了体重之外，在一个减重周期（通常为 3 个月）内，表 3 中代谢综合征的任意一个指标得到改善，都可以称为“减重成功”。

那么，我们的体重减掉这些比例的时候，我们的身体会发生什么变化呢?

1. 减重 5%：有实际效果的最低目标。

2. 减重 8%：代谢综合征风险指标改善。

3. 减重 10%：体形改善出现明显的视觉效果。

4. 减重 15% 以上：一个减重周期内的上限目标。

在这里需要强调的是，超重和肥胖者减重的主要目标是减少脂肪组织，降低由肥胖所引起的相关疾病发生的风险，因此在制定减重目标时要量力而行，一般可按照每周体重减少不超过 0.5 kg 的速度，对于大多数超重和轻度肥胖的人，可设定为在 3 ～ 6 个月至少将体重降低 5% ～ 15% 并维持；对于中、重度肥胖的人则可设定更高的减重目标，以获得代谢异常和相关临床结局的更优改善。同时，减重的速度也需要关注，减重速度与肥胖程度和所采取的减重方式相关，减重过程中需关注身体变化，建议每 3 ～ 6 个月对减重效果和代谢指标进行评估。

除了按照上述比例设置减重目标之外，我们也可以参考自己的体脂率来进行目标体重的设置。步骤如下：

1. 利用家用体脂秤测量体重和体脂率，你的**体脂率**为_____%。
2. 计算**脂肪重量** = 体重_____kg × **体脂率**_____% = _____kg。
3. 计算**瘦体重**（去脂体重）= 体重_____kg －**脂肪重量**_____kg = _____kg。
4. 查询表 3 为自己设定理想的**预期体脂率**_____%。
5. 计算理想体重 =（**瘦体重**_____kg）÷（1 －**预期体脂率**_____%）= _____kg。

在知道了减重目标如何设定之后，我们来一起设定自己的减重目标吧！

设定专属于自己的减重目标

你现在的身高______m　　体重______kg　　BMI______

以现在体重的 5% ～ 15% 作为减重目标：

减重 5% 需减：现在的体重______kg × 0.05 = ______kg。

减重 5% 后的体重___________kg。

减重 8% 需减：现在的体重______kg × 0.08 = ______kg。

减重 8% 后的体重___________kg。

减重 10% 需减：现在的体重______kg × 0.10 =______kg。

减重 10% 后的体重____________kg。

减重 15% 需减：现在的体重______kg × 0.15 =______kg。

减重 15% 后的体重____________kg。

以你目前的身高，如果以实现 BMI = 24 为目标，体重应为____________kg。

（计算公式：身高______m × 身高______m × 24 kg/m^2 =______kg）

按照上面的计算结果，再来制定几个小目标：

1 个月之后你的目标体重是______kg；

3 个月之后你的目标体重是______kg；

6 个月之后你的目标体重是______kg；

将来你想维持的目标体重为______kg，目标体脂率为______%。

打卡手账

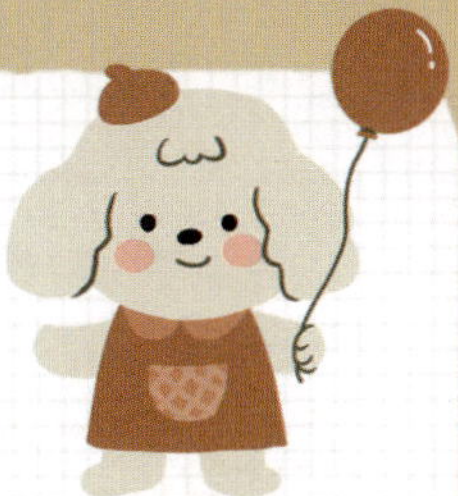

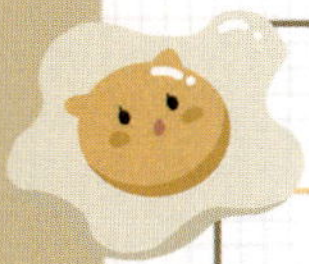

第三节

行为目标设定策略

很多饮食行为都与我们的性格存在着千丝万缕的联系。在这个时代，肥胖让很多人羞涩自卑，甚至让他们心怀负罪感，因而常常表现出焦虑情绪，甚至时刻受到自尊心的折磨。他们由衷地渴望瘦身成功，却很少留意自己的性格与饮食习惯间的关系。实际上，意识到肥胖的根源是由个性塑造而成的行为习惯，才是瘦身成功的关键。你想改变影响减重的不良行为习惯吗？那让我们一起从了解自己开始吧！

性格影响着我们为人处世的习惯，影响着我们面对来自家庭与工作的挑战时的处理方式，甚至影响着我们的自控力。自控力在我们拒绝美食诱惑、减重瘦身与维持体重时起着相当重要的作用。行为是性格的表现形式，是我们针对环境做出的反应。当我们置身于一种会引发思想斗争的环境中时，我们就会相应地做出一系列反应。每种环境都会引发每个人不同的想法、情绪、生理反应和行为。在这个身心不断变化的过程里，一种行为不仅是整个过程的最终结果，它还可能会影响下一种行为。

我们要如何确定并管理那些能影响饮食习惯的性格呢？不同的性格习惯会带来哪些危险的饮食习惯？情绪化进食是如何出现的？设定减重目标如同规划一场精密航行，若只盯着终点线的体重数字，却忽视代谢规律的风向、身体的状态与营养平衡补给策略，就终将迷失在意志力耗竭的暴风雨中。

你或许经历过这样的困境：

1. 发誓“每天跑步 5 km”，却在第三天因膝盖疼痛而被迫放弃。

2. 制定“戒掉所有碳水”的严苛计划，最终在深夜暴食中全线崩溃。

3. 照搬社交媒体的“完美日程表”，却发现与自身的作息完全冲突。

这些挫败源于对行为科学规律的漠视，人类大脑并非天生适应突变，而是通过渐进式神经重塑形成习惯。本节将揭示三个行为心理学黄金定律：

1. 神经可塑性法则：通过“微习惯 – 奖励”循环建立可持续行为链。

2. 环境设计原理：用空间重构降低意志力消耗（如厨房危险区 / 安全区划分）。

3. 行为弹性模型：允许 15% 的偏离度以避免“全有或全无”陷阱。

你将掌握：

1. 利用“SMART 原则”制订减重计划。

2. 设计“防暴食环境”的厨房改造指南。

3. 利用“承诺一致性偏差”提升执行力。

这不仅是目标管理，更是对大脑回路的智慧驯化，当行为目标成为神经通路的默认选项时，健康生活便不再需要“坚持”，而是自然流淌的生命状态。

SMART 原则

SMART 原则是制定和实现目标的重要指导原则，即：

1. 具体性（specific）：目标需明确具体。

2. 可衡量性（measurable）：目标需可量化评估。

3. 可实现性（achievable）：相信自己可以达到此目标。

4. 相关性（relevant）：目标需适合需求。

5. 时限性（time-bound）：结果可以监控，并可以确认是否正在朝着目标前进。

通过运用这些原则，我们可以更加清晰地设定减重目标，更有效地监控进度，从而实现健康减重的目标。

SMART 原则的深度应用

1. specific——“具体的目标”

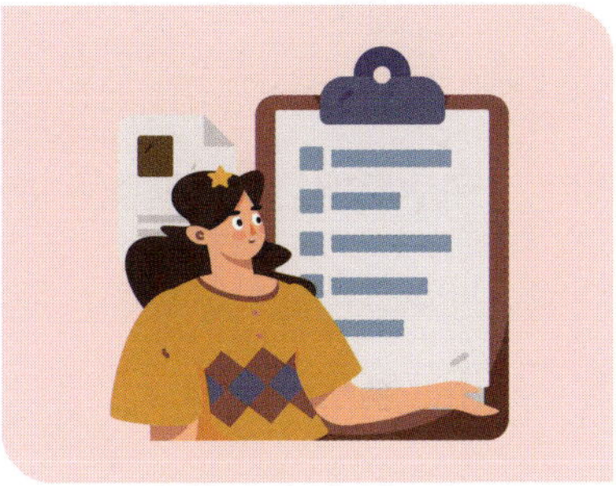

将模糊的“减重目标”转化为具体指标，如“将体脂率从 30% 降至 25%”，这样既明确又便于执行；与其说“我想多锻炼”，不如设定一个具体的目标，比如“我每周有 3 天要走 8 000 步”。

2. measurable——“可衡量的目标”

建立完善的监测体系，推荐采用体脂秤每周固定时间测量 3 次，配合腰围、臀围等体围指标，形成多维度的评估网络，制定一个可以衡量的目标。与其说“我想减掉很多体重”，不如说“我这周想减掉 1 kg”，并通过每天在体重秤上称重来跟踪你的目标。

3. achievable——“可实现的目标”

设定一个合理的体重目标或过程目标。如果你的工作不允许你每周去几次健身房，那么选择一个容易实现的、现实的目标，比如用每天爬楼梯代替乘坐电梯。

4. relevant——“相关的目标”

这一点强调目标要与健康需求紧密结合，选择与自身密切相关、对自己有意义的目标，而不是别人为您选择的目标，如糖尿病前期人群应特别关注内脏脂肪的减少。

5. time-bound——“有时限的目标”

时限性的科学应用体现在阶段性目标的设定上，我们推荐以 4 周为一个评估周期，这样既能保持动力，又允许必要的调整；为每个具体的、可衡量的、可实现的目标设定时间限制，并在目标实现后，给自己小小的奖励。

在设置行为目标之前，先来看看下面这 10 种危险饮食行为，你有几种：

①长期忽略早餐

②正餐时间剥夺

③碎片化零食依赖

④无意识进食

⑤进食过快

⑥饮水严重不足

⑦运动后补偿性饮食

⑧“光盘”依赖

⑨饥饿状态购物

⑩情绪性“款待食物”

这些看似孤立的行为习惯，实则在体内编织着精密的“代谢负债网络”。当长期忽略早餐（①）、没有固定的正餐摄入（②）与碎片化零食依赖（③）结合，肝脏的糖异生机制会持续超负荷运转——晨间缺失的能量迫使机体分解肌肉蛋白供能，而午后的零食轰炸（③）又导致胰岛素如过山车般剧烈波动。更隐蔽的是无意识进食（④）与进食过快（⑤）的协同效应：大脑饱腹中枢在分心状态下延迟接收信号时，速食行为已让胃囊扩张超出正常容积的20%，如同向已满的储油罐强行注油。那些运动后用拿铁犒赏自己（⑦）的时刻，实则是将健身房辛苦燃烧的220 kcal热量，重新浇灌回脂肪细胞；而饥饿购物（⑨）时搬回家的薯片与巧克力，终将在深夜电视荧屏前（④）完成向腰围的转化。这些连锁行为最危险的地方在于其自我强化性——当“光盘行动”（⑧）养成的过度进食习惯推高血糖，身体对高糖的“款待食物”（⑩）的渴求会愈发强烈，形成代谢的困境螺旋。

下面我们来看看生活中有哪些可以设置的行为目标吧！

神经可塑性法则：微习惯的复利效应

大脑通过重复行为重塑神经回路，持续21天进行微小正向刺激，如每天运动2分钟，可使新行为固化率得到提升。

这种看似不起眼的日常积累，实则是神经元间的“道路施工工程”——当某个行为首次启动时，神经信号如同在密林中艰难开辟小径；而每日重复就像持续拓宽路基，星形胶质细胞不断包裹突触形成髓鞘，使神经冲动传导速度提升。至第 21 天，新生的神经通路已铺就“高速公路”，此时完成相同行为所需的前额叶决策能耗降低。例如，每天刷牙后增加 2 分钟靠墙静蹲，3 周后无须意志力驱动便能自动执行，正是因为基底神经节已将动作编码为“自动化程序包”，如同呼吸般自然调用。更惊人的是复利效应：当微小习惯叠加（如运动后立即饮水），神经回路会形成“串联电路”，使行为改变效率产生几何级增长——这正是每天 5 分钟的碎片化训练，最终能颠覆数十年久坐模式的神经密码。

实操方案：2 分钟规则破解运动拖延症

步骤 1　设定“零阻力”启动点：

① 将“跑步 5 千米”简化为“穿上跑鞋走到门口”或者“下班后换运动鞋走到小区花园”。

② 将“健身 1 小时”拆解为“铺开瑜伽垫并做 1 个深蹲”或者办公桌旁放置弹力带，每小时做 3 组坐姿推胸。

步骤 2　绑定即时奖励：

① 完成 2 分钟目标后立即奖励（如喷喜爱的香水、听振奋人心的音乐）。

②记录“微成就日历”，每连续完成7天兑现一次非食物奖励（如新的运动发带）。

环境设计原理：用空间重构掌控行为

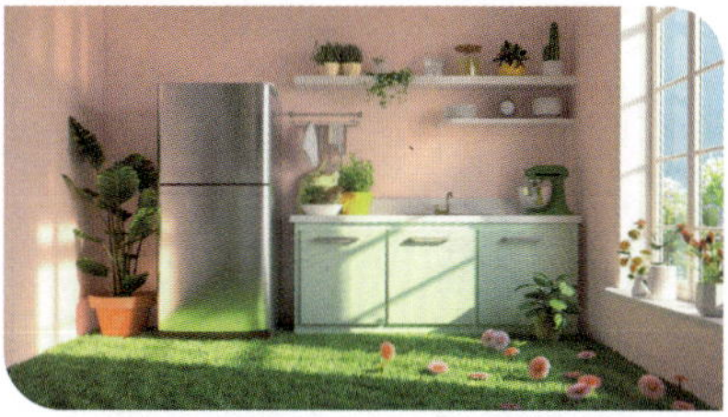

环境线索会直接影响我们的行为选择，优化局部空间布局可减少非理性进食。这种空间干预的本质是绕过意志力的“神经捷径设计”。当厨房操作台上摆放着果盘而非饼干罐，视觉系统捕获的信息会直接激活腹侧纹状体的健康联想区，使拿取水果的决策能耗降低；而将高热量零食移至储物架顶层（需凳梯辅助获取），五步距离的物理屏障可触发前额叶的“延迟满足评估”，过滤掉冲动进食。更精妙的是“健康优先动线”：冰箱开门后首层放置新鲜蔬菜，饮水机放置在水果区，这些设计让健康选择成为默认选项，如同河流自然沿河道流淌，无须消耗珍贵的意志力资源。

实操方案：防暴食厨房改造指南

步骤1　危险区管控：

①将零食装入磨砂密封盒并在顶部贴上热量标签，这样我们需要

突破多重障碍才能吃到零食。

②高热量酱料转移至底层抽屉，通过制造视线盲区和增加操作成本减少隐形热量的摄入。

③抽屉存放坚果棒替代饼干。

步骤 2　安全区强化：

①蔬果洗净切块放入透明保鲜盒中，放置在冰箱中层的黄金位置。

②饮水机 / 养生壶置于桌子的 C 位，并搭配柠檬片和薄荷叶强化视觉刺激。

步骤 3　行为路径设计：

①餐前必经路线设置体脂率监测表和全身穿衣镜。

②冰箱门内侧张贴“3 秒拷问”：“我真的饿了吗？我能吃半份吗？”

行为弹性模型：15% 偏离度的生存智慧

允许适度计划外的弹性操作，可使长期坚持率提升，避免“破窗效应”引发的全面崩溃。这种弹性设计的精妙之处在于模拟了人体的自然节律——正如心脏在规律搏动中允许 5% 的心率变异度，代谢系统也需要间歇性压力释放。当严格饮食计划中预留 15% 的弹性空间（如每周 2 次社交餐），相当于给意志力安装了“压力安全阀”：前额叶皮层从持续紧绷的监控状态暂时解脱，多巴胺系统获得必要刺激，反而使核心计划的执行能耗降低。适度偏离可以触发代谢的“弹性复位机制”——肝脏糖原储备的轻微充盈向大脑发送“物资充足”信号，避免身体开启“饥荒防御模式”。更关键的是神经层面的“容错训练”：在偶尔偏离后仍能回归正轨，基底神经节会强化行为韧性记忆，使后续遇到诱惑时的决策冲突降低，如同免疫系统经低烈度感染后获得更强抵抗力。

实操方案：承诺一致性偏差的进阶用法

步骤 1　阶梯式公开承诺：

①向 1 名亲友宣告“本月每天喝水 2 000 mL”。

②在朋友圈发布“每周运动打卡 3 次（允许 1 次补卡）”。

步骤 2　弹性框架设计：

①饮食弹性：每周设置 1 顿“自由餐”（无须计算热量，但应记录进食感受）。

②运动弹性：允许用“10 分钟家庭清洁”替代当日运动计划（消耗≈ 80 kcal）。

③监测弹性：每周预留 1 天“无数据日”（不称重 / 不记录，仅关注身体感受）。

其他可参考调整的行为列表

以下是肥胖者常有的习惯，如果有你的日常习惯的话，像上面的举例一样，把这些习惯转化为更加个性化的行动目标吧！

☐ 如果有剩下的食物，会因为觉得不能浪费而吃掉

☐ 家里或办公室总是有零食、点心

☐ 比别人吃得快

☐ 经常不仔细咀嚼就咽下

☐ 肚子饿的时候不会忍耐

☐ 经常吃很甜的水果

☐ 喜欢吃或经常吃油炸食物或煎炒的菜肴

☐ 饮食口味重

☐ 经常不吃早餐

☐ 经常外出就餐或点外卖

☐ 有吃零食的习惯，或者零食以甜食为主

☐ 晚上 9 点以后或者睡前 2 小时以内经常吃宵夜

☐ 几乎每天都喝酒精饮料

☐ 比起水或茶，更常喝瓶装或罐装的茶饮料、果汁饮料、碳酸饮料等

☐ 喜欢吃或经常吃点心、糕点、糖果等

我的减重宣言书

我将在未来一个月做到：________________________

________________________。（饮食相关行为）

我将在未来一个月做到：________________________

________________________。（运动相关行为）

或

我将在未来一个月不再：________________________

________________________。（饮食相关行为）

我将在未来一个月不再：________________________

________________________。（运动相关行为）

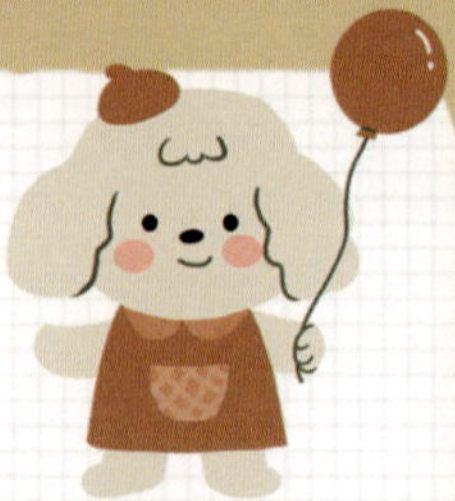

打卡手账

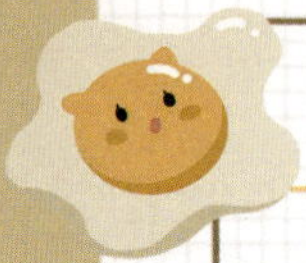

承之章

没有有罪的食物，只有错误的选择

在营养学的世界里，食物从未被刻上“善恶”的烙印，那些被污名化的碳水化合物和被妖魔化的脂肪，不过是人类代谢长河中的一粒粒沙砾。真正的罪魁祸首，是我们与食物相处的失衡之道。

你或许深陷这样的认知泥潭：

1. 将一碗白米饭视作洪水猛兽，却不知等热量的果汁反而更易触发血糖海啸。

2. 坚信“零脂肪”食品代表健康，却忽视其中添加糖对肝脏的隐形攻击。

3. 在深夜啃食代餐棒压抑食欲，结果次日报复性摄入超量热量。

这些误区源于对食物本质的误判，如同火药既可制成烟花也能成为武器，食物的价值取决于剂量、组合与时机。这不是一场对食欲的审判，而是一份教会你与食物建立智慧的契约，当你懂得在炸鸡的酥脆与沙拉的新鲜间找到平衡点时，健康自会以最从容的姿态生长。

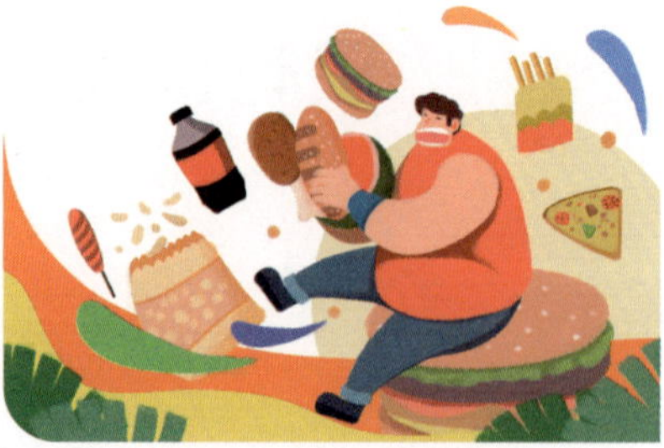

第一节

冰箱整理大作战：低 GI 饮食革命

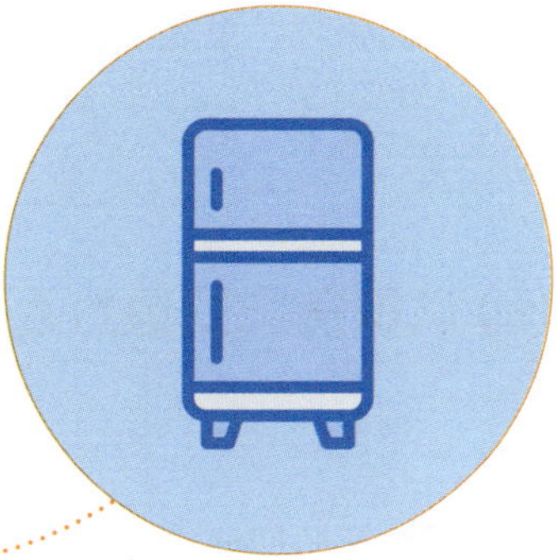

你的冰箱不是食物冰冷的仓库，而是代谢健康的调控中心，每一层隔板都暗藏血糖起伏的密码，每一种食材都是与胰岛素对话的语言。

你或许正在经历这样的营养悖论：

1. 精心采购的青花菜在保鲜层渐渐枯萎，而角落里的果汁却以“维生素”之名推高血糖。

2. 将糙米视作救世主，却不知煮后急冻能使其抗性淀粉含量翻倍。

3. 被“无添加”标签吸引，却未察觉所谓的健康零食中，浓缩葡萄汁的升糖威力堪比白糖。

这些矛盾源于对食物动态特性的忽视，低血糖生成指数（Glycemic Index，GI）饮食的本质，是通过科学的储存与配比，让食物在时间与温度的作用下，从“血糖刺客”蜕变为“代谢盟友”。当你学会用 GI 值而非热量标签衡量食物，冰箱将成为你的营养指挥中心。这不仅是对空间的整理，更是对饮食认知的深度革命。当你的冰箱开始遵循代谢规律，减重便不再是痛苦的任务，而是一场充满智慧的实验。

认识食物红绿灯系统：从 GI 值开始

百年前的食物，从田间到餐桌的旅程短得能感受到泥土的余温。在没有冷链与防腐剂的年代，麦粒需经石磨数十次碾转才成面粉，土豆带着皮在灶火中缓慢释放淀粉的香甜。这种原始却完整的食物形态，迫使消化系统启动精密加工程序，分解纤维、水解蛋白质、乳化脂肪，如同进行一场长达数小时的代谢交响乐。

工业文明改写了这场演出的节奏。磨粉机将小麦化为雪白细腻的“代谢闪电战武器”——精制面粉，由它制成的面包只需 15 分钟便可以使血糖到达峰值。即食便当、膨化零食、预制饭菜，这些现代食品工业的杰作，给人们带来便利的同时也摧毁了食物与消化系统的古老契约：当机体无须调动酶群分解纤维、不必费时软化细胞壁时，消化过程便沦为一场草草收场的闹剧。

这场闹剧的代价清晰可测，高度加工食品的平均消化速度比全食物快 2.3 倍，导致餐后血糖如过山车般骤升骤降。要想真正解决问题，在于重新找回“代谢持久战”的智慧，选择那些需要机体启动全消化链条的食物：带皮土豆的细胞壁会延缓淀粉酶的攻击，整粒燕麦的

β－葡聚糖会在肠道形成缓释屏障。

这正是GI值的科学意义：它用0～100的标尺，度量食物从“代谢闪电战”到“持久战”的战术差异。葡萄糖（GI＝100）代表最极速的能源突击，而藜麦（GI＝35）如同精心设计的缓释胶囊——其细胞内的抗性淀粉与膳食纤维构成多重防线，使消化系统不得不展开迂回作战，最终实现血糖的平稳爬升与持久续航。常见食物的血糖生成指数见表5。

你是否注意到，一碗白米饭下肚后很快饥肠辘辘，而同等热量的杂粮饭却能带来持久的饱腹感。这背后的代谢密码藏在GI值中——这把衡量食物能量释放速度的标尺，将我们日常饮食划分为三个战略区。

红色警戒区（GI ＞ 70）

精制碳水如同代谢世界的“快闪部队”：白米饭、含糖饮料等在消化系统中长驱直入，15分钟便能引发血糖过山车式的波动。这种急速的葡萄糖洪流迫使胰岛素紧急出动，在快速降糖的同时开启脂肪合成通道。更要警惕的是，这类食物（如起酥面包、油条）常与反式脂肪结盟，对心血管发起双重攻击。

黄色预警区（55 ≤ GI ≤ 70）

全麦面包、芒果等中等 GI 食物如同需要签证的访客。在减重攻坚期（第一阶段），建议暂时限制其入境——它们的血糖提升速度虽较红色警戒区食物放缓 30%，但仍可能干扰脂肪燃烧进程。当体重进入维稳阶段（第二阶段），则可每周摄入 2 ~ 3 次，但需搭配蛋白质哨兵（如鸡蛋 / 酸奶）进行血糖维稳。

绿色安全区（GI ＜ 55）

绿叶蔬菜、全谷物食品等低 GI 食材是代谢战场的“长效缓释剂”，它们的细胞壁如同天然防波堤。这些食物不仅带来持续 4 ~ 6 小时的饱腹感，其富含的单不饱和脂肪酸更能提升 17% 的脂肪氧化效率。

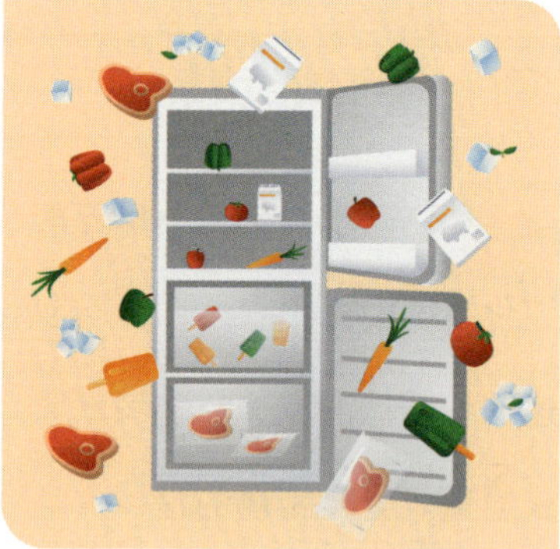

令人惊喜的是，低 GI 食材绝非“健康但难吃”的代名词。如菠菜拌豆腐、藜麦蔬菜沙拉等。控制血糖与享受美味，本就不是矛盾的事。

表 5　常见食物的血糖生成指数 *

分区	GI 范围	食物类别	典型食物及 GI 值	注意事项
红色警戒区	＞70	主食	白米饭（83）、馒头（88）、油条（75）、糯米饭（87）	消化快，会引起血糖剧烈波动，建议搭配蛋白质或膳食纤维食用
		水果	西瓜（72）	高糖水果需控制摄入量
		加工食品	白面包（88）、即食大米（87）、玉米片（73）	精细加工食品升糖快，需警惕隐形糖分
黄色预警区	55 ≤ GI ≤ 70	谷物杂粮	糙米饭（70）、全麦面包（69）、玉米粉（68）	需注意烹饪方式（如煮粥会升高 GI 值）
		根茎、瓜类蔬菜	南瓜（75）	高淀粉蔬菜需限量食用
		部分水果	芒果（55）	成熟度越高，GI 值越高
绿色安全区	＜55	豆类制品	绿豆（27）、豆腐（32）、大豆（18）	富含植物蛋白和膳食纤维，建议每日适量摄入
		乳制品	牛奶（28）、无糖酸奶（48）	选择无糖或低脂产品
		绿叶蔬菜	菠菜（＜15）	几乎不影响血糖，可自由搭配
		低糖水果	苹果（36）、柚子（25）、樱桃（22）	建议带皮食用以保留膳食纤维
		全谷物	藜麦（35）、荞麦（54）、黑米（42）	保留麸皮的全谷物 GI 值更低

注：* 完整 210 种食物 GI 表可参考《中国食物成分表》。

冰箱存储科学化升级指南

我们日常生活中 90% 的饮食选择是在厨房完成的，通过冰箱分区管理，能大幅减少高 GI 值食物的摄入冲动。以下从位置、存储要点、科学依据等几个方面，系统解析如何将冰箱转化为“代谢调控中心”。

①空间能量分级：以 GI 值为导向的冰箱规划法（表 6）

表 6　冰箱规划法

功能区	位置	存储要点	科学依据
黄金作战层	中层视线中心	预处理的低 GI 值食材：杂粮饭、急冻蓝莓、洗净的各类蔬菜	视线优先法则：人类 70% 的食物选择受视觉影响
代谢缓冲区	上层密闭保鲜盒	中 GI 值食物：全麦面包（冷藏后 GI 值降 10%）、成熟香蕉	低温抑制乙烯释放，延缓水果糖化
风险隔离带	底层抽屉、门架后部	高 GI 值调味品：沙拉酱（含果葡糖浆）、番茄酱、即食酱料包	操作成本理论：增加获取难度可使高热量食品摄入减少 43%
急救舱	侧门透明格	血糖维稳包：苹果醋腌坚果（GI 值 = 15）、黑巧克力（可可含量> 85%）、无糖酸奶	餐前 20 分钟摄入酸味食物可降低整体餐后血糖峰值 18%

②冷处理魔法：碳水降 GI 值法（表 7）

表 7　碳水降 GI 值法

食物	常温 GI 值	冷处理方案	处理后 GI 值	作用机制
土豆（泥状）	85	蒸熟冷藏 12 小时	54	直链淀粉回生形成抗性淀粉（RS3 型），抵抗消化酶分解
意大利面	65	煮熟后急冻	42	快速冷冻使淀粉晶体结构致密化，延缓水解速度
白米饭	83	加 1 茶匙椰子油煮沸后冷藏	53	油脂与淀粉形成复合物，降低酶解效率（降幅达 36%）
燕麦	55	与奇亚籽混合冷藏隔夜	41	β－葡聚糖吸水膨胀形成凝胶屏障，延缓葡萄糖释放

通过科学的空间规划与食物改造，冰箱将成为守护代谢健康的第一道防线。经过科学的规划，每一次开冰箱门都是与身体智慧的对话，每一口食物都是精准调控的生命密码。

打卡手账

第二节

四群点数法的实战应用

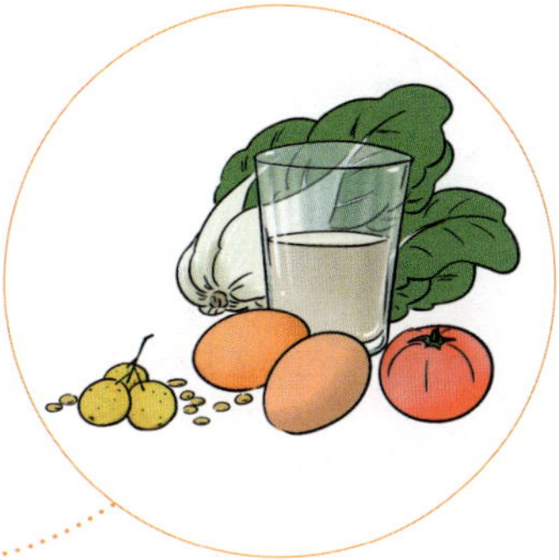

由日本女子营养大学香川绫教授团队研发的四群点数法是一种基于食物营养特性和热量密度，将日常饮食分为四大食物群，通过量化“点数”来科学规划每日膳食结构的饮食管理方法。该方法通过营养学量化思维破解饮食管理难题，其核心逻辑在于以下几点：

营养协同效应

1. 1群（蛋奶）：提供优质蛋白质+钙－维生素D协同吸收系统。

2. 2群（蛋白质）：补充血红素铁+必需氨基酸组合。

3. 3群（蔬果）：膳食纤维（每日25 g达标）与植化素（如叶绿素/类胡萝卜素）的天然来源。

4. 4群（能量）：通过复合碳水化合物（谷类）与优质脂肪构建缓释能量网络。

代谢适配原理

1. 1 点＝ 80 kcal 的设计，源于基础代谢率（BMR）与食物热效应（TEF）的平衡计算。

2. 以 20 点（1 600 kcal）为基准，可满足静坐女性的日耗。

四群点数法的核心是将食物按营养功能划分为四大类，每类食物赋予对应的“点数”，通过控制各群每日摄入点数，实现营养均衡与热量控制的双重目标。该方法强调食物多样性与比例平衡，适用于健康管理、体重控制及慢性疾病预防等场景。四群点数法具有以下优势：

1. 营养均衡：通过四大食物群的点数分配，确保每日摄入足够的碳水化合物、蛋白质、膳食纤维、维生素及必需脂肪，避免单一营养素过剩或不足。

2. 简化饮食规划：用“点数”替代复杂的热量计算，便于日常执行，尤其适合忙碌人群或需长期饮食管理的人群。

3. 灵活可控：允许根据个人需求（如减重、增肌）调整各群点数，同时保留食物选择的多样性，避免饮食单调。

4. 预防代谢疾病：通过控制高油高糖食物（4 群）的点数，减少肥胖、糖尿病等风险，提升整体健康水平。

四群点数实战换算体系（表 8、表 9）

表 8　基础换算表（速查版）

食物类别	1 点（80 kcal）对应量	每日摄入量 * 20 点（1 600 kcal）	减重期每日摄入量 男性 21 点（1 680 kcal） 女性 15 点（1 200 kcal）
1 群（蛋奶）	鸡蛋 1 个 / 牛奶 270 mL/ 无糖酸奶 160 g	3 点	3 点
2 群（蛋白质）	鸡胸肉 100 g / 三文鱼 80 g / 北豆腐 200 g	3 点（身体活动量较大可增加 1 点）	3 点（身体活动量较大可增加 1 点）
3 群（蔬果）	菠菜 600 g / 苹果 300 g / 胡萝卜 200 g	3 点	3 点
4 群（能量）	糙米饭 70 g / 橄榄油 9 mL / 黑巧克力 18 g	11 点（谷类 9 点 / 油脂 1.5 点 / 其他 0.5 点）	男性 12 点 女性 6 点

注：* 以 1 天摄入量 20 点（1 600 kcal）为基准，此基准为静坐办公为主要工作形式的 18 ～ 30 岁女性，根据年龄、性别、体重、劳动强度等，可适当调整各群的摄入量。

表 9　分场景作战方案

场景分类	代谢需求	点数调整策略	食谱示例
加班族	皮质醇升高引发肌肉分解＋内脏脂肪堆积	2群增至4点，4群减至9点（替换为低GI碳水）	蛋白质能量球：鸡胸肉50g＋燕麦20g＝0.75点） 深夜抗饿包：希腊酸奶100g＋蓝莓80g＝0.9点
银发族	肌肉衰减＋骨密度下降	1群增至4点（添加乳清蛋白）， 2群选择易咀嚼食材（鳕鱼/豆腐）， 4群油脂替换为亚麻籽油	早餐：牛奶200mL＋全麦面包60g＝2.75点； 午/晚餐：蒸鳕鱼120g＋炖南瓜200g＝2.0点
健身增肌者	运动后蛋白质合成窗口期＋能量补充需求	2群增至5点（蛋白质）， 4群碳水化合物向运动时段倾斜	练前：香蕉100g＝0.9点； 练后：乳清蛋白30g＋低脂牛奶150mL＝1.7点

打卡手账

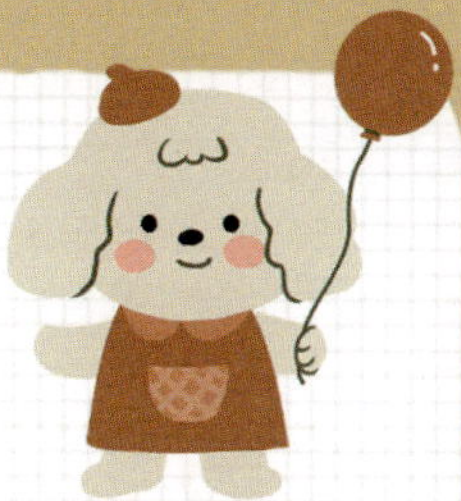

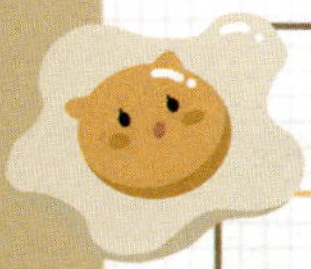

第三节

三餐就该这么吃：我的餐盘我做主

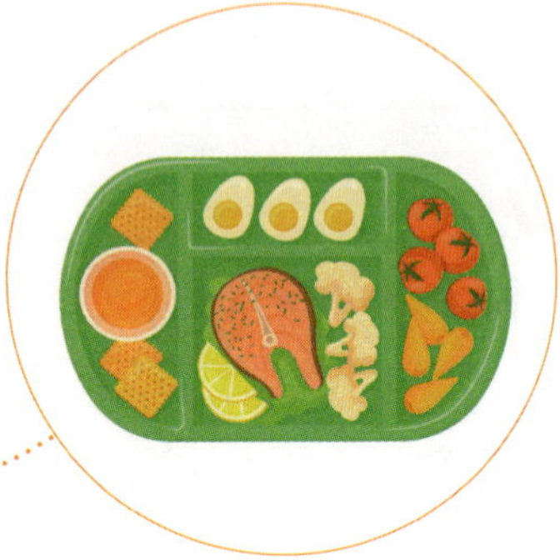

211 餐盘法则：可视化的营养均衡法

由中国营养学会研发的“211 餐盘法则”，巧妙地将精密营养学转化为触手可及的生活智慧。这套体系如同为餐桌配备了一名隐形营养师——无须计算卡路里，只要将餐盘划分为三个区域：用两拳绿叶蔬菜筑起膳食纤维防线，一掌优质蛋白质搭建肌肉修复工坊，一拳复合碳水构筑缓释能量基站。

当你把羽衣甘蓝与彩椒铺满半个餐盘，就完成了每日 40 克膳食纤维目标的 60%；那块掌心大小的三文鱼或卤牛肉，正以 1.2 克每千克体重的标准输送必需氨基酸；而角落里的杂粮饭，则以低于 55 的 GI 值确保血糖平稳着陆。这不仅是营养配比的胜利，更是视觉神经与代谢系统的默契共谋——大脑对餐盘饱和度的判断，比任何热量计算器都更懂“恰到好处”的艺术。

进阶技巧在于理解“三维营养协同”：在加餐中加入核桃（优质脂肪）与蓝莓（低 GI 碳水），让一次零食成为微型营养拼盘；将主食替换为冷藏后的土豆沙拉，可在抗性淀粉含量提升 3 倍的同时，使餐后血糖波动降低 40%。研究显示，改用直径为 24 cm 的餐盘（较常规餐盘缩小 15%），可减少 22% 的热量摄入却不会触发饥饿警报——这源于人类对食物体积而非重量的本能判断。

正如画家用调色板控制色彩比例，211 餐盘法则通过餐盘分区（图 3）重构饮食美学：翠绿的青花菜与橙红的胡萝卜组成抗氧化联盟，雪白的豆腐与褐色的糙米演绎蛋白质 – 碳水的黄金组合。当饮食成为一场视觉与味觉的双重盛宴，健康便不再是苦行，而是流淌在每一口食物中的生命诗篇。

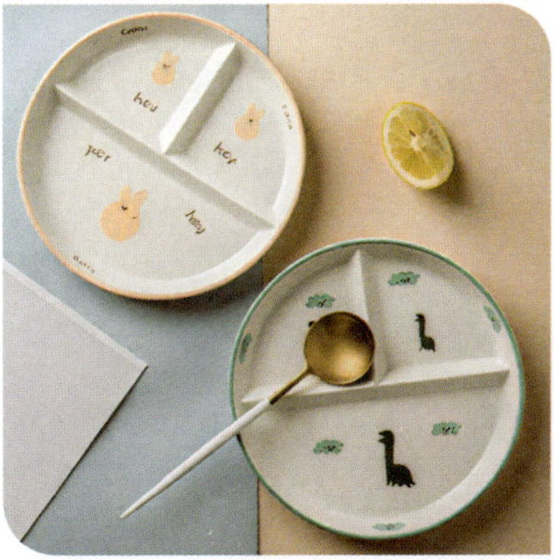

图 3　211 餐盘法则餐盘分区

211 餐盘法则核心模块解析

2 拳蔬菜：膳食纤维防火墙（生重 500 g ± 10%，占据餐盘 50% 体积）

利用膳食纤维吸水膨胀至 20 倍体积的“物理占位效应”，使胃容量提前填充 50%，延长胃排空时间 30%，同时通过 β－葡聚糖、果胶等成分吸附胆汁酸，降低肠道对脂肪的吸收率。每日必选“绿白红黄”四色蔬菜，通过天然色素组合实现抗氧化、抗炎、调节肠道菌群的协同效应。

1. 绿色（菠菜 / 羽衣甘蓝，富含叶黄素保护视网膜，摄入 200 g 即可满足每日需求 80%）。

2. 白色（蘑菇，真菌多糖增强免疫力，β－葡聚糖≥ 3 g/100 g）。

3. 红色（彩椒 / 番茄，番茄红素抗氧化，熟制后吸收率提升 4 倍）。

4. 黄色（南瓜 / 胡萝卜，β－胡萝卜素转化维生素 A，150 g 满足每日需求 50%）。

烹饪工艺优化：凉拌菜遵循“3∶1∶1”调味公式（3 mL 橄榄油＋1 mL 苹果醋＋1 g 盐，总热量 0.5 点），避免芝麻酱（1 勺＝2 点）等高热量酱料；清炒菜采用“热锅冷油”法，油量精准控制 5 mL（烟点≤ 180℃，保护蔬菜营养素不被破坏）；生食蔬菜执行“盐水浸泡—

冰水浴”流程（叶菜类盐水泡 10 分钟去 90% 农药，根茎类冰镇 1 小时提升脆度，如青花菜梗切丝凉拌前冷藏 2 小时，口感脆度增加 25%）。

1 掌蛋白质：肌肉构建核心（生重 150 ~ 200 g，误差 ±5%）

以成年女性（160 cm）/ 男性（175 cm）手掌为基准，掌心大小去骨肉类约 10 cm × 7 cm × 2 cm ＝ 100 g（如 1 块掌心大小鸡胸肉），半掌大小带骨肉类约 12 cm × 8 cm × 3 cm ＝ 150 g（如半块去骨鸡腿肉），由于蛋白质受热缩水率为 15% ～ 20%，生重测量法比熟重更精准。

物种优选与营养矩阵：

1. 水产类（每日 1 次）：三文鱼中段（生重 100 g，含 20 g 蛋白质，2 g Ω–3，建议清蒸或低温慢煮，避免油炸破坏不饱和脂肪酸）、白灼虾（10 只约 100 g，低脂肪高蛋白质典范，剥壳动作可延长进食时间 5 分钟，增强饱腹感）。

2. 禽肉类（每日 1 ～ 2 次）：冰鲜鸡胸肉（性价比之王，10 元 /500 g，水煮时加姜片去腥，同时使胃蛋白酶活性提升 10%）、去皮鸭胸肉（脂肪含量比鸡腿肉低 30%，适合煎制，火候控制在表面金黄即可，避免高温产生杂环胺）。

3. 畜肉类（每周 ≤ 3 次）：牛里脊（眼肉部位，100 g 生重含 18 g 蛋白质＋ 3 mg 铁，牛肉中铁的吸收率是植物铁的 3 倍，建议卤制时不加糖，用八角、桂皮等天然香料提味）。

4. 植物蛋白（每日可选）：北豆腐（盐卤工艺，100 g 含 10 g 蛋白质＋ 110 mg 钙，焯水 3 分钟去豆腥味，搭配木耳、青菜炒制，钙吸收率提升 40%）、鹰嘴豆（煮熟后当零食，15 g ＝ 0.5 点，提前浸泡 12 小时使其发芽，使植酸降解 50%，提升矿物质吸收率）。

1 拳主食：缓释能量库（熟重 100 ～ 150 g，精准控制 GI ≤ 55）

升糖指数分级管理：

1. 黄金选择（GI ＜ 55）：糙米（完整麸皮含 4 g/100 g 膳食纤维，GI ＝ 50，煮饭时加 10% 白醋，可使抗性淀粉增加 15%，延缓血糖上升速度）、燕麦（β – 葡聚糖≥ 5 g/100 g，建议选购钢切燕麦，煮制 15 分钟，黏稠度越高 β – 葡聚糖释放越充分）、山药（GI ＝ 51，黏液蛋白保护胃黏膜，去皮后浸泡在柠檬水中防氧化，切片蒸制时间控制在 8 分钟，保持脆嫩口感）、三色藜麦（含完全蛋白，GI ＝ 53，提前浸泡 2 小时去除皂苷，蒸制后口感更蓬松）。

2. 过渡选择（55 ≤ GI ≤ 70）：红薯（GI ＝ 54，含果胶 3 g/100 g，建议蒸制而非烤制，避免表面糖分焦糖化使 GI 升至 75）。

3. 严格限制（GI ＞ 70）：白米饭（GI ＝ 84，建议掺入 30% 糙米 / 燕麦，混合后 GI 降至 65）、白面包（GI ＝ 88，选择含 5% 燕麦麸皮的全麦面包，GI 可降至 55，膳食纤维增加 2 倍）。

热量优化技巧：

同等体积下，1 拳熟糙米（120 g ＝ 1.5 点）比白米饭（150 g ＝ 2 点）低 0.5 点，可转化为 15 颗杏仁（0.5 点）的加餐配额，实现“低 GI 值＋热量再分配”的双重效益。

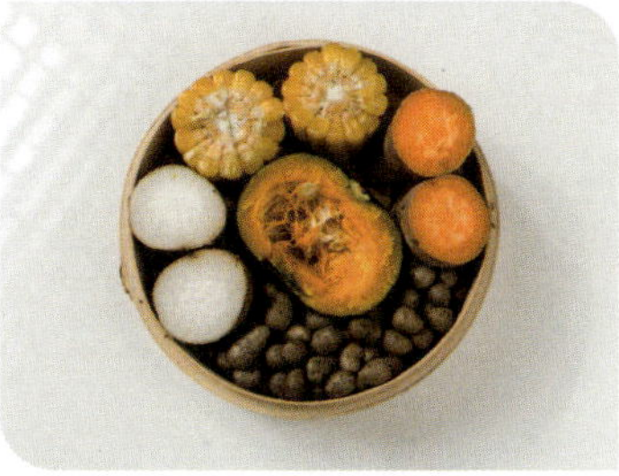

三餐精准配比实例

早餐：代谢激活引擎（3 点＝ 240 kcal，碳水：蛋白质：脂肪＝ 4 ：3 ：3）

基础版（适合久坐办公人群）：

1. 2 拳蔬菜：生菜 200 g（撕成 5 cm^2 块状，保留茎部纤维）＋番茄 100 g（切片去籽，维生素 C 保留率提升 15%），执行“先菜后蛋”进食顺序（提升膳食纤维吸收率 20%）。

2. 1 掌蛋白质：水煮蛋 2 个（去壳 100 g，溏心蛋溏心温度控制在 62℃，卵清蛋白变性率达 90%，消化吸收率提升至 95%），搭配 1 片全麦面包（50 g 熟重，选择含 10% 全谷物颗粒的品牌，咀嚼次数增加 15 次）。

健身升级版：

在基础版上叠加 20 g 乳清蛋白（如 200 mL 无糖豆浆，1 点），利用“早餐合成窗口”（晨起后 30 分钟内胰岛素敏感性提升 30%），使亮氨酸浓度快速升至 200 μmol/L（肌肉合成启动阈值），促进早晨肌肉修复效率提升 40%。

午餐：血糖稳定中枢（6 点 = 480 kcal，碳水：蛋白质：脂肪 = 3：4：3）

黄金配比公式：

1. 2 拳蔬菜：青花菜 250 g（切小朵，焯水 1 分钟保留硫代葡萄糖苷，抗癌活性物质保留率 > 90%）+胡萝卜 150 g（切滚刀块，清炒时加 5 mL 橄榄油，促进脂溶性胡萝卜素吸收），总热量 0.5 点。

2. 1 掌蛋白质：清蒸鲈鱼 200 g 生重（去骨后 150 g 熟重，含 18 g 优质蛋白质 + Ω-3 1.5 g），蒸制时铺生姜片（去腥同时增加消化液分泌量 10%），搭配 2 mL 低盐酱油（钠含量比普通酱油低 40%）。

3. 1 拳主食：杂粮饭（糙米 70 g +藜麦 30 g，提前浸泡 4 小时，使植酸降解 50%，熟重 100 g = 1 点），采用“饭勺压平法”测量体积（1 拳 ≈ 150 g，避免压实导致的分量误差）。

容积控制黑科技：

使用直径 18 cm 陶瓷餐盘（容积 400 mL），比常规的直径 22 cm 餐盘自然减少 20% 食物摆放空间，利用“餐具尺寸效应”，在视觉上营造“满盘感”，实测可降低 15% ～ 20% 无意识过量进食。

晚餐：脂肪代谢调节（5 点 = 400 kcal，碳水：蛋白质：脂肪 = 2 ：5 ：3）

减脂组合设计：

1. 2 拳蔬菜：菠菜 200 g（焯水 2 分钟去草酸，草酸去除率达 70%，避免影响钙吸收）＋干木耳 5 g（泡发后 100 g，含可溶性纤维 2 g，凉拌时加 3 mL 亚麻籽油，α－亚麻酸含量达 2 g，辅助调节血脂），总热量近 0 点。

2. 1 掌蛋白质：卤鸡胸肉 150 g 生重（卤制时用八角、花椒、香叶等天然香料，不加糖，熟重 120 g，含 19 g 蛋白质，1.875 点），撕成细条后与蔬菜混合，增加咀嚼次数至每口 30 次（延长进食时间 5 分钟）。

3. 1 拳主食：蒸南瓜 150 g 熟重（去皮后切 3 cm 见方小块，GI ＝ 46，含果胶 3 g，搭配 20 mL 无糖酸奶蘸食，钙吸收率提升 30%），替代部分米饭可使晚餐血糖波动幅度降低 25%。

夜宵替代方案（22 点前适用）

若出现饥饿感，执行“1 ＋ 0.3 点”策略——100 g 无糖希腊酸奶（含 10 g 蛋白质，1 点）＋ 5 颗杏仁（完整咀嚼 20 次，0.3 点），利用酪蛋白的缓释特性（供能持续 6 小时），避免夜间低血糖导致的晨起暴食。

打卡手账

第四节

隐形卡路里阻击战

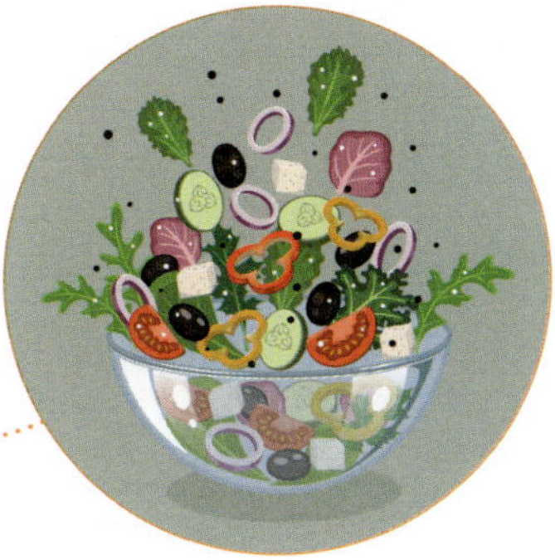

在减重的战场上，最危险的敌人往往披着无害的外衣——那些看似微不足道的调料、随手可得的饮品、标榜健康的加工食品，正以“隐形刺客”的身份蚕食你的代谢防线。

调料陷阱：味觉的甜蜜陷阱

当你用一勺沙拉酱（10 g，热量相当于 75 g 米饭）赋予蔬菜沙拉“灵魂”时，无异于在羽衣甘蓝上浇灌糖油混合物。与其让半碗米饭的热量悄无声息地潜入体内，不如将橄榄油与黑醋调成“黄金比例”（5 mL 油＋ 10 mL 醋，热量约为 50 kcal），佐以蒜末与柠檬皮来激发口腔中的鲜味受体。蚝油的鲜味密码可被低钠酱油与香菇粉联手破译，而辣椒油的灼热快感，不妨用烘烤后的辣椒粉与微量芝麻香油重构——这种“先香料后润油”的战术，能让辣味分子更持久地附着于食物表面，用量减少 40% 却能使风味倍增。

饮品盲区：液态糖的渗透战

乳酸菌饮料的“健康光环”下，藏着 300 mL 即等同 1.5 碗米饭的热量糖弹（144 kcal），它们以葡萄糖＋果糖的混合形态直击肝脏，触发脂肪合成的“红色警报”。而一杯珍珠奶茶的含糖量（35 g）如同在血液中投下糖分燃烧弹，其引发的胰岛素海啸可持续波动 3 小时。所谓的“0 糖”饮料更似双面间谍——代糖通过欺骗味蕾激活大脑奖赏回路，长期饮用会使暴食风险陡增。真正的健康“解药”藏在茶壶与咖啡机中：一杯冷萃乌龙（0 kcal）中加入 10 mL 牛奶（5 kcal），既能驯服苦味又不失醇厚，其中的茶多酚更能提升脂肪氧化速度。

加工食品：包装上的文字游戏

即食麦片的“水果外衣”下实则是精制碳水大军（GI = 75），其含糖量堪比两块巧克力威化饼干。而标榜“低脂”的蔬菜饼干，实为钠含量超标的碳水炸弹，每一口都在挑战胰岛素的防线。速冻饺子更是暗藏危机——轻薄的面皮（GI = 85）包裹着肥肉与淀粉的致命组合，10 个饺子的热量足以抵消 40 分钟慢跑的成果。

隐形卡路里的破解之道在于化身“食品侦探”，当我们意识到，每一滴调料都是热量密语，每一口饮品都是代谢信号，每一份加工食品都是营养谜题时，这场阻击战便不再是痛苦的对抗，而是一次次充满成就感的解码游戏。毕竟，真正的健康从不依赖侥幸，而是源于对食物本质的清醒洞察。

打卡手账

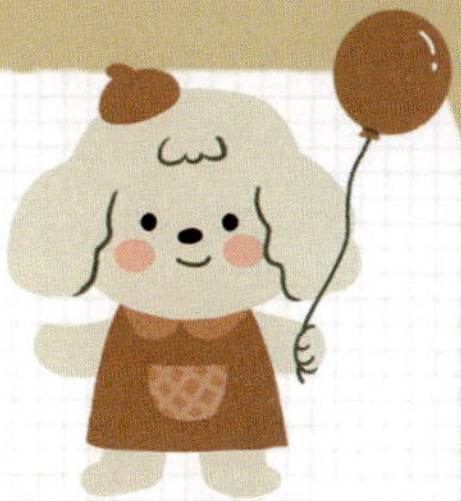

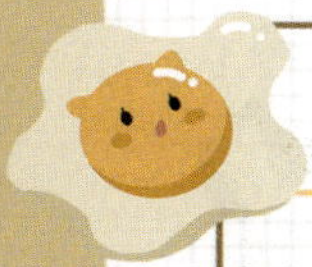

第五节

特殊场景生存指南

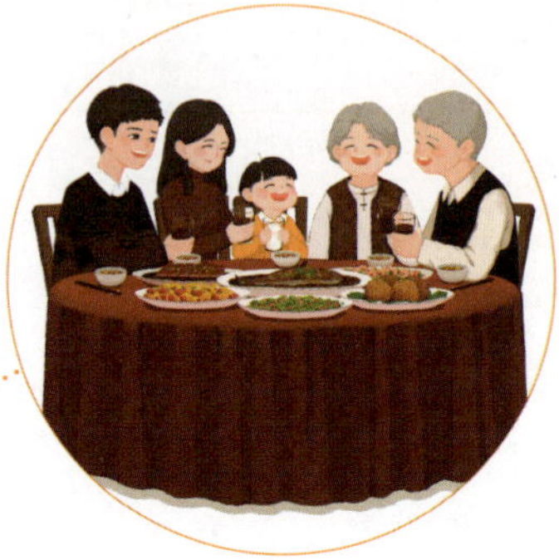

宴会防暴食三原则：科学进食的战术手册

1. 先喝汤——胃部预加载的液态防线

宴会开场前 5 分钟，用 500 mL 清澈汤品（如番茄冬瓜汤、菠菜蛋花汤）启动胃部“预加载程序”——这些低卡高纤的液体如同代谢战的先遣部队，通过物理占据胃容积（约 30% 空间）和心理暗示的双重作用，抑制后续暴食冲动。

战术要点：

① 汤品筛选要警惕乳化工艺的奶油浓汤（每碗含隐形脂肪 10～15 g ≈ 1/3 碗米饭热量），优先选择菌菇汤（香菇鸡汤 GI = 15，热量≈ 18 kcal/100 mL）。

② 饮用节奏不宜过快，以 15 mL/ 勺的速度匀速摄入，避免牛饮导致胃酸被稀释，研究显示，快速吞咽会使饱腹信号延迟 15 分钟。

③ 汤中钾离子（如每 100 g 冬瓜含钾 130 mg）可拮抗后续高钠菜肴的储水效应，降低水肿风险。

2. 勤交谈——神经信号的时间博弈

① 将餐桌转化为社交战场，通过“夹菜－放筷－咀嚼－吞咽”的标准化流程，为饱腹信号争取至少 20 分钟传导时间。

② 每口食物咀嚼 25 ～ 30 次（硬质食材需达半流质状态），通过三叉神经向丘脑发送抑制食欲的 β－内啡肽信号。

③ 在倾听他人谈话时，控制视线焦点偏离食物区域，可降低胃饥饿素分泌。

④ 准备一些开放式问题，每个话题延展 2 ～ 3 分钟，其间自然进行餐具整理、饮品添加等非进食动作。

3. 弃主食——代谢优先级的精准筛选

在碳水密集的宴席中，化身“营养狙击手”，锁定高营养低负担食物。

蛋白质擒拿术：

① 带壳海鲜：10 只白灼虾（约 100 g）需 5 分钟剥壳，提供 18 g 优质蛋白质仅消耗 80 kcal，同时触发手部动作与饱腹感之间的神经关联。

② 清蒸鱼类：选择鲈鱼中段（每 200 g 含蛋白质 40 g），连皮食用可获取 1.2g Ω－3 脂肪酸，提升脂肪氧化酶活性。

碳水防御体系：

① 混合降 GI 值战术：选择南瓜或窝窝头作为主食，取 25 g（约乒乓球大小）搭配等量清蒸鱼肉，利用蛋白质的“代谢减速带”效应，降低餐后血糖波动。

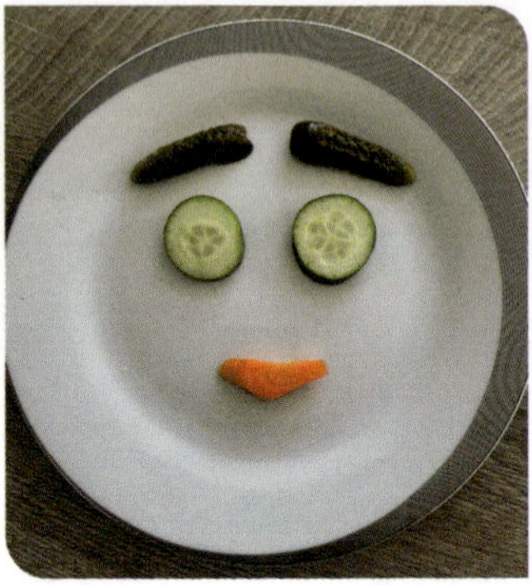

② 钠平衡机制：用柠檬汁替代酱油（5 mL 柠檬汁 = 1.2 mg 钠，仅为酱油的 1/50），阻断咸味引发的后续食欲激增。

零食替代方案：欲望管理的微观调控

1. 感官欺骗工程

针对不同味觉需求设计替代方案：

① 脆感补偿：5 片海苔脆（3 g）搭配冷泡绿茶，茶多酚抑制谷氨酸钠受体活性，阻断“鲜味 - 成瘾”循环。

② Q 弹模拟：魔芋果冻冷藏后体积膨胀 20%，添加奇亚籽（5 g）形成凝胶屏障，延长胃排空时间至 3 小时。

③ 奶香满足：希腊酸奶（每 100 g 含蛋白质 10 g）混合冻干草莓粒，小勺慢食触发味觉持久刺激，饱腹感持续指数提升 2 倍。

2. 行为强化系统

建立神经记忆锚点：

① 时间锁机制：在10：00/15：00设置零食生物钟，若超时未出现低血糖症状（血糖< 3.9 mmol/L），则启动“延迟满足”程序。

② 空间隔离术：将混合坚果按15 g/袋分装于牛皮纸袋（标注“1袋＝1点”），置于视线盲区（如书柜顶层抽屉），增加获取阻力。

③ 视觉计量法：使用5 g巧克力块（约拇指甲大小）替代标准排块，通过“小单元切割”实现热量摄入的潜意识控制。

外食避坑指南：隐形战场的代谢智慧

那些推不掉的聚餐邀约、躲不开的社交欢宴，从来都不是健康计划的敌人，而是检验代谢智慧的试炼场。当你手握低GI法则，外食便不再是失控的泥潭，而是一场精心策划的“营养游击战”。

1. 便利店战场：3分钟代谢防御战

黄金组合（3点＝240 kcal）：

① 无糖豆浆（250 mL ＝ 1.5点）＋茶叶蛋1个（50 g ＝ 1点）＋圣女果1盒（150 g ＝ 0.5点）。

② 营养分析：蛋白质12 g ＋碳水1 g ＋脂肪8 g，符合早餐营养比例的同时，调节雌激素波动的大豆异黄酮和抗氧化的番茄红素与

优质蛋白质共同保驾护航元气满满的早晨，开启美好的一天。

警惕“伪装者”：

① 乳酸菌刺客：100 mL 乳酸菌饮料的含糖量堪比可乐（12 g 对比 10.6 g），却披着“肠道健康”外衣。

② 玉米热狗陷阱：精制面粉外皮（GI = 85）+亚硝酸盐加工肉，每根暗藏 0.5 g 反式脂肪。

聪明特工行动指南：

撕开即食鸡胸肉（100 g = 1 点），裹入生菜叶，淋上芥末酱油包——3 分钟组装成蛋白质突击队（共 1.2 点）。

2. 外卖攻防：胰岛素稳态保卫战

面对外卖平台的“碳水狂潮”，记住表 10 的点餐策略和这道万能公式：

1 拳绿叶菜（1 点）+ 1 掌优质蛋白（1.5 点）+半拳杂粮（1 点）= 3.5 点（控制在午餐 6 点预算内）。

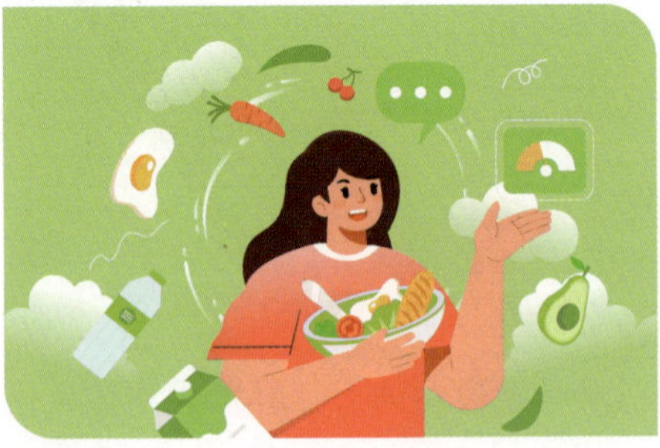

表 10　外卖点餐策略

菜品类型	点餐策略	代谢收益
鱼香肉丝	小份去汁（200 g = 3 点），搭配半碗糙米饭（GI = 55 →混合餐后 GI = 37）	减少隐形糖摄入 12 g，GI 值降低 40%
清蒸鲈鱼	食用半条（300 g = 2 点），用蒸鱼豉油 + 柠檬汁提升鲜味	获取 25 g Ω-3 脂肪酸，提升脂肪氧化酶活性 23%
麻辣烫	清汤底 + 500 g 绿叶菜 + 100 g 冻豆腐 + 2 颗牛肉丸（2.5 点），麻酱限 1 勺（0.5 点）	膳食纤维摄入量达 15 g，满足日需 60%
盖浇饭	牛肉蔬菜双拼，米饭仅食 1/3（50 g = 0.6 点），剩余用海带汤和蔬菜代替	碳水摄入减少 70%，钠摄入降低 45%

3. 餐厅生存术：食欲防火墙构建指南

餐前防御工事

① 纤维护盾：出门前来一碗奇亚籽布丁（5 g 奇亚籽 + 100 mL 脱脂奶 = 0.5 点），形成凝胶屏障，降低餐后血糖峰值。

② 饱腹屏障：入座后立即饮用 500 mL 柠檬水（触发胃部拉伸受体），使饥饿素水平下降。

进食战术手册

① 筷子管控法：每口食物咀嚼 25 次以上（触发 CCK 饱腹激素分泌），随后将筷子横放餐盘，阻断无意识夹取。

② 视觉隔离术：礼貌退回餐前面包篮——研究显示，视线内放置面包可使食量增加。

③ 顺序编程：要求先上罗宋汤（番茄红素＋膳食纤维）或鹰嘴豆泥（低 GI 碳水），用前菜填满胃容积 30%。

蛋白质擒拿术

① 去皮战术：去除鸡皮 / 鸭皮（每 100 g 减少 15 g 脂肪摄入），优先选择带壳海鲜（剥壳动作消耗≈ 15 kcal/ 分）。

② 分量管控：肉类摄取量控制在扑克牌大小（110 ～ 170 g），剩余部分打包作为次日蛋白质加餐。

甜品拆弹指南

① 水果陷阱：拒绝果盘（可能含糖渍水果），选择新鲜莓果（草莓 GI ＝ 40）＋无糖希腊酸奶（1 : 1 混合）。

② 蛋糕对策：与同伴分享 1/8 块生日蛋糕（约 1.5 点），搭配黑咖啡（咖啡因提升代谢率 3% ～ 4%）。

外食不是妥协，而是战略，记住，每一次外食都是代谢系统的实兵演练：便利店是快速补给站，不是放纵区；外卖平台要用筛选器，而非随心所欲；餐厅餐桌是你的实验室，而非角斗场。当你学会用 GI 值丈量食物、用蛋白质武装细胞、用纤维构筑防线，那些曾令你恐惧的社交宴请，终将成为展示健康智慧的舞台。

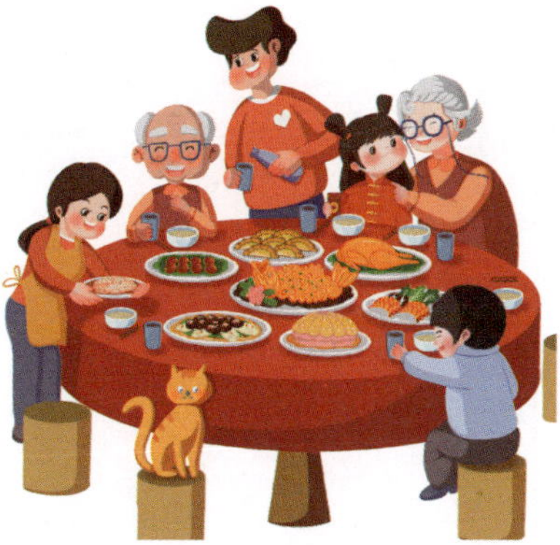

打卡手账

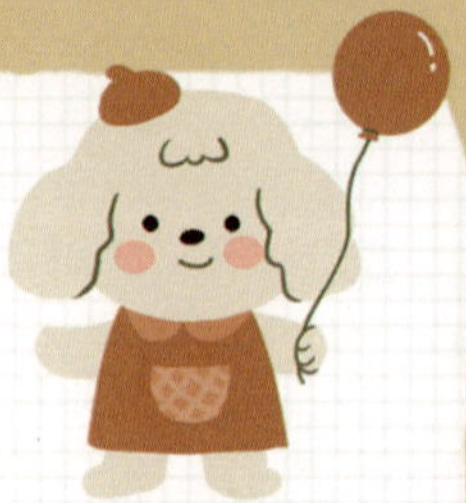

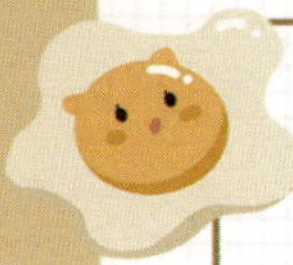

转之章

燃烧你的卡路里：科学运动方案

当你在跑步机上盯着不断跳动的卡路里数字时，是否曾疑惑——为何汗水浸透衣衫，体重秤上的数字却纹丝不动？那些被奉为圭臬的“每日万步”“暴汗燃脂”，或许正在将你引向代谢的误区。

这不是运动的错，而是我们对身体的误读。

你或许经历过：

1. 咬牙完成 45 分钟慢跑，却在深夜因饥饿吞下半袋饼干。

2. 跟着健身博主疯狂卷腹，腰围却固执地不肯退让分毫。

3. 听说力量训练能提高代谢，举起哑铃时却担心会不会练成“金刚芭比”。

这些困惑源于对运动科学的片面认知，真正的卡路里燃烧从不是简单的能量减法，而是一场需要精密设计的代谢交响乐。肌肉纤维的震颤、线粒体的呼吸、激素的脉冲式分泌，正在编织比体重数字复杂万倍的生命图谱。

减重不仅是卡路里的燃烧，更是与身体基因的深度对话。当你学会用运动唤醒沉睡的Ⅱ型肌纤维，用呼吸激活棕色脂肪的产热潜能，减重便不再是痛苦的消耗，而是一场充满惊喜的生命进化实验。

现在，请暂时忘掉“消耗多少千卡”的执念，接下来的每一页，都将带你重新定义“运动”的本质：它不该是惩罚脂肪的刑具，而是身体与重力共舞的诗篇。

第一节

运动无效？解码代谢的隐秘法则

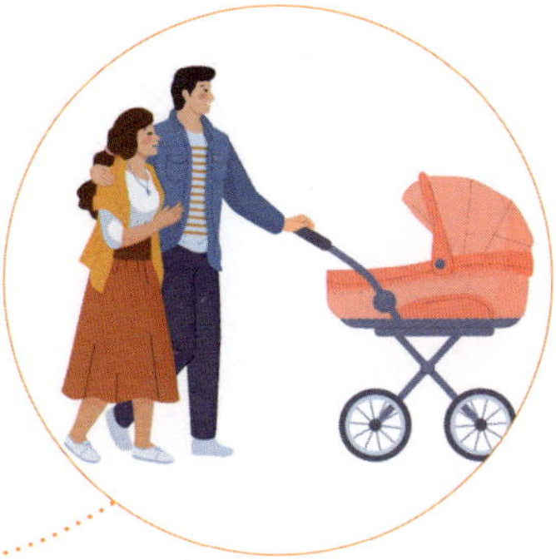

你或许曾在跑步机上挥汗如雨，却在体重秤上陷入困惑；你或许曾为手机上的万步成就欣喜，却不知腰间的脂肪正发出冷笑。这场看似励志的运动长征中，藏着无数个精心设计的代谢陷阱——你以为燃烧的 500 kcal 跑步热量足以抵消一天的摄入，实则一杯奶茶就能让成果归零，像极了往漏水的桶里拼命注水；你以为的高强度训练是脂肪的终极杀手，却不知身体正在暗中克扣“代谢工钱”，运动后的疲惫会让你不自觉地少站少动，24 小时内悄悄抵消 30% 的热量消耗。更残酷的是，当你的肌肉逐渐进化成“节能模式”，同样的跑步里程，消耗的热量竟会比新手时期缩水 20%，如同老司机开车总比新手省油。

而在这场代谢迷局中，“每天万步”的承诺更像一场集体幻觉。手机屏幕上，8 000 步快走者与 12 000 步散步族的较量，实则是能量世界的荒诞剧，快走时臀腿肌肉的每一次发力都在燃烧 4 倍于静坐的能量，而散步不过是把静坐的能耗微微调高到 2.5 倍。65 kg 的人若以

6 km/h 快走 10 000 步（约 70 分钟），能比同等步数的散步多燃烧掉 220 kcal，足够让一碗白米饭的热量在代谢烈火中灰飞烟灭。

可悲的是，那些为凑步数而生的踱步、抖腿、原地转圈，就像在健身银行开了张空头支票，40% 的无效步数不仅无法兑现成真正的能量消耗，反而会触发身体的“节能应激”：基础代谢率下降 15%，如同精明的会计在暗处做假账。最终，你的双腿奔波如永动机，脂肪却纹丝不动。

要撕破这场运动骗局，需先看清两个真相：

1. 身体是精明的能量经济学家，它永远在运动消耗与静息代谢间寻找平衡。

2. 强度才是真正的“代谢货币”，唯有让心跳加速到燃脂区间（最大心率的 60%～70%），才能启动“脂肪仓库”的“紧急拨款程序”。

当你学会用呼吸节奏而非步数计数，当你的快走能让后背微微沁汗却仍能哼完半首歌曲，这场与代谢系统的战争才真正吹响号角。脂肪从不会为虚假的努力买单，它只臣服于精准的强度叩击。

代谢当量：身体里的“能量计价器”

想象我们的身体是一家 24 小时营业的能量银行，而代谢当量（metablic equivalent，MET）就是柜台后的隐形计价器，它不统计你走了多少步，而是计算每个动作究竟“值多少能量”。

代谢当量是一种表示相对能量代谢水平和运动强度的重要指标。其单位 MET 可以被理解为特定活动状态下相对于静息代谢（安静地坐着休息，Resting Metabolic）状态的能耗水平，作为衡量运动强度的核心标尺，揭示了步频背后的“能量汇率”。健康成年人坐位安静状态下耗氧量为 3.5 mL/（kg · min），我们将此定为 1 MET，而不同的运动则对应了不同的耗氧量。

如果身体是一间屋子，瘫在沙发上刷手机时，身体正以 1 MET 的“基础电价”运行，每小时消耗约 60 kcal，相当于让一盏小夜灯微微发亮；开始散步时，计价器跳到 2.5 MET，就像同时打开了客厅吊灯；如果切换到快走模式，能耗飙升至 4 MET，相当于全屋灯光大开还启动了空调。

当我们用 2.5 MET 的步速晃完一万步，身体就像开着节能模式的手机，看似屏幕常亮两小时，实际耗电量还不如半小时的游戏狂飙。而真正有效的运动，需要让身体的“能量计价器”至少跳到 4 MET 的挡位，就像按下电热水壶的沸腾键，让代谢彻底沸腾起来。常见的运动代谢当量见表 11。

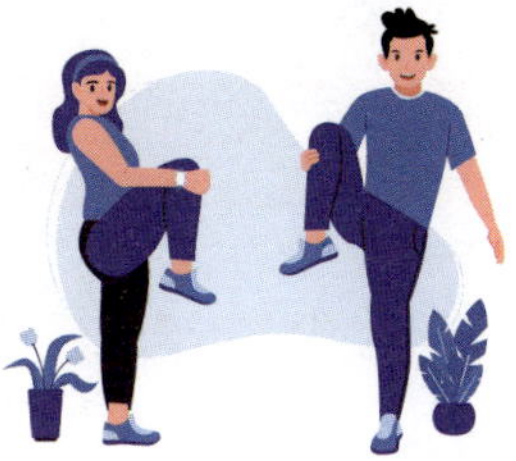

表 11　常见的运动代谢当量

运动类型	MET值	强度	30 分钟消耗（以 60 kg 体重计）	适用人群	注意事项
低强度有氧					
慢走（3 km/h）	2.8	低	84 kcal	康复期 / 老年人	关节炎患者需控制步频
太极	3.5	低	105 kcal	慢性病稳定期	注意重心转移平衡
钓鱼（静立）	2.3	低	69 kcal	心肺功能受限者	避免长时间站立
中强度有氧					
快走（6 km/h）	5.0	中	150 kcal	减脂初期 / 孕妇	使用运动鞋缓震
骑自行车（15 km/h）	6.8	中	204 kcal	膝关节置换术后	调节座椅高度保护髌骨
游泳（自由式慢速）	5.8	中	174 kcal	哮喘患者	控制氯过敏风险
高强度有氧					
跑步（8 km/h）	8.0	高	240 kcal	健康成年人	BMI > 28 者建议先减重

（续表）

运动类型	MET 值	强度	30 分钟消耗（以 60 kg 体重计）	适用人群	注意事项
跳绳（中速）	11.0	高	330 kcal	骨密度正常者	避免在硬地跳跃
力量训练					
器械抗阻训练	6.0	中	180 kcal	肌少症预防	组间休息 ≤ 90 秒
普拉提（中级）	4.5	中	135 kcal	产后恢复	避免过度脊柱屈曲
攀岩	10.0	高	300 kcal	上肢力量充足者	检查保护装置可靠性

快走时的身体像一座悄然启动的代谢发电厂，当你的步频突破每分钟 120 步，臀部与大腿肌肉便如同精密联动的齿轮组，将每次蹬地的动能转化为燃脂信号。心率表盘上的数字开始攀升，脂肪细胞在肾上腺素的号令下集体“缴械”，分解出的脂肪酸顺着血液奔涌向肌肉，30 分钟就能烧掉小半碗米饭的热量。更妙的是，这场代谢狂欢不会随着运动停止而落幕，接下来的 3 小时里，你的肌细胞仍在加班加点修复损伤，连躺在沙发上追剧时消耗的热量都比平时多出 15%，仿佛身体里藏着一块忘记关掉的燃脂电热毯。

而悠闲的散步却是另一番光景：小腿肌肉懒洋洋地应付着，能量来源全靠血糖拆东墙补西墙，脂肪仓库的大门紧锁得比银行金库还严实。即便走上两小时，消耗的热量还不够抵消半包薯片带来的“罪恶”。更令人无奈的是，这种温和的刺激反而会让身体进入“节能模式”，就像寒冬来临前拼命囤粮的松鼠，腰腹间的脂肪层会悄悄增厚，以应对可能到来的“能量危机”。

在这个人人追捧高步数的时代，智能手环的算法却暗藏认知陷阱：它分不清你是在快走还是漫无目的地晃悠，把上下楼梯和原地抖腿都计入“有效步数”。那些 APP 上金光闪闪的步数勋章，可能掩盖着巨大的代谢差异：同样是走一万步，80 kg 的壮汉消耗的热量可比 50 kg 的姑娘高出近一倍，但多数设备只会给你颁发同样的虚拟奖章。要破解这场数字游戏，不妨把手机上的步数统计换成“强度计时器”——每天保证 30 分钟真正有效的快走（步频够快、心率达标），比执着于两万步的虚假成就实在得多。

当你学会用身体感受代替盲目计数，快走的魔力会逐渐显现：前臂自然摆过胸口时的风阻感，后脚跟离地时臀部肌肉的瞬间紧绷，呼吸略微急促却还能哼出半句歌的节奏……这些细微的体感信号，远比手环上的冰冷数字更能证明你在真实地挑战代谢惰性。毕竟，真正的健康从不是靠步数堆砌的海市蜃楼，而是藏在每一次让心跳加速、让肌肉战栗的运动里。

后燃效应（EPOC）：高强度间歇训练的优势

当跑步机的数字定格在“500 kcal 已消耗”时，真正的代谢革命或许才拉开帷幕。后燃效应，即运动后过量氧耗（Excess Post-Exercise Oxygen Consumption，EPOC），指运动结束后身体仍在加班加点消耗氧气，持续燃烧热量的现象。这场看不见的“脂肪围剿战”，正在你离开健身房后的每一分钟里悄然进行。

想象你的身体是一座刚经历飓风袭击的能源工厂：20 分钟的高强度间歇训练（HIIT）如同一场精准打击的代谢风暴，将心率推至极限（逼近最大心率的 95%），撕裂肌纤维，榨干糖原储备。而风暴过后，修复工程才正式启动，成千上万的“线粒体工人”涌入受损区域，搬运乳酸废墟，重建能量生产线，甚至升级细胞发电站。这些修复动作的每一秒都在燃烧脂肪支票，让运动后的 36 小时变成持续兑付的“代谢余晖期”。研究显示，这期间额外消耗的热量可达运动当天的 1/4，相当于身体自主开启了“引擎空转”模式，即便瘫在沙发上，脂肪仍在

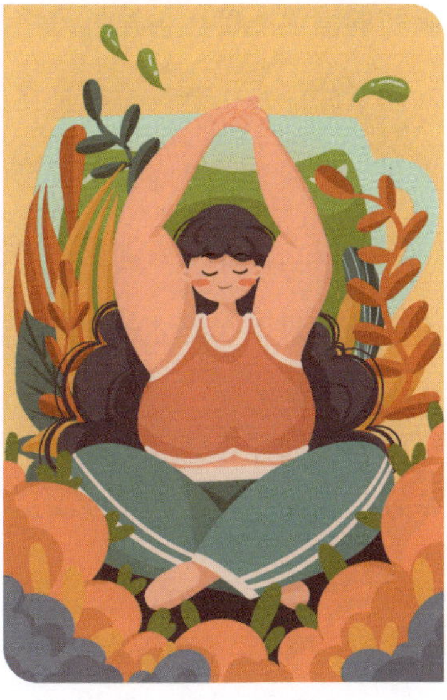

默默离场。

相比之下，匀速慢跑更像是温吞的午后小憩，身体迅速找到节能平衡点，运动后的修复仅需草草收拾现场，30 分钟便恢复平静。那些长达 1 小时的慢跑，额外燃烧的热量甚至不够煎熟一只荷包蛋。

这种差异的残酷真相，藏在 HIIT 的“破坏性美学”中：30 秒全力冲刺时，肌肉在缺氧中发出求救信号，被迫启动“脂肪信用卡”透支供能；1 分钟喘息期，身体却误以为危机尚未解除，持续分泌肾上腺素扫荡脂肪仓库；循环往复间，代谢系统被训练成高度敏锐的警报器，连睡眠时的呼吸都在为燃脂添柴加火。

数据揭示得更赤裸：每周 3 次、每次 20 分钟的 HIIT，能让内脏脂肪的消退速度比匀速慢跑快 37%。那些顽固的腰腹赘肉，不是在运动当下的汗水中蒸发，而是在后续的肌肉颤抖、深度睡眠，甚至饭后散步中，被 24 小时值守的代谢引擎一寸寸吞噬。

所以，当你结束训练走出健身房时，不妨对镜中的自己轻笑——真正的战果不在刚才的 500 kcal 数字里，而在未来两天内，身体每一次不自觉的颤抖、每一阵饥饿感的涌动，甚至每一个哈欠的背后。那是代谢系统被彻底唤醒的证明，是脂肪王国无声崩塌的轰鸣。

打卡手账

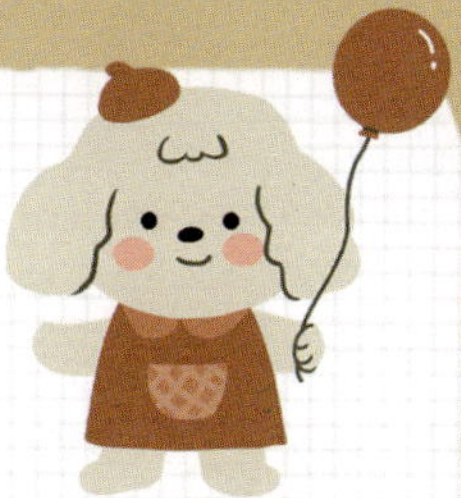

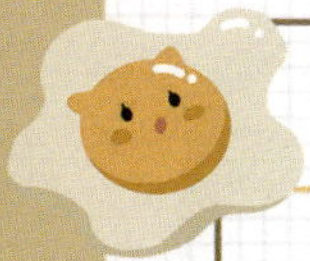

第二节

有效运动的密码本

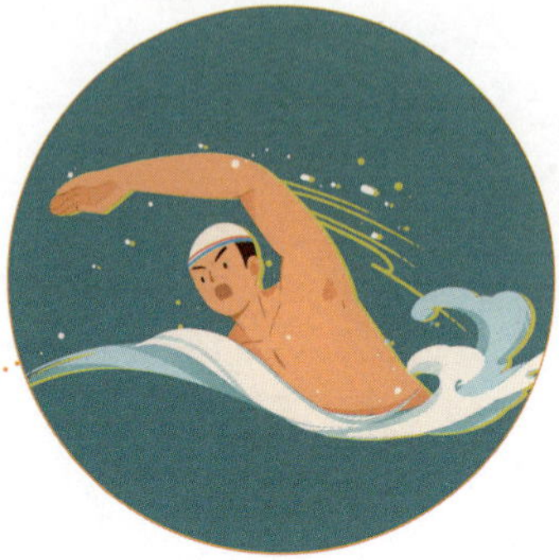

大汗淋漓并非脂肪燃烧的可靠证明，训练中的力竭状态可能只是神经疲劳的假象。你是否曾在跑步机上将心率推至虚高区间，却在体脂检测中发现收效甚微，又或是在力量训练后因肌肉未现酸痛而质疑训练效能？揭开运动效能的迷雾，需先破译“强度阈值”的生物学密码。

研究显示，运动新手的效率损失常源于强度认知偏差：

当心率低于心率储备（220 — 年龄，HRR）的 50% 时，脂肪氧化速率仅达理论峰值的 32%，此时代谢系统如同怠速引擎，空转却无实质推进；

若强度突破心率储备 80% 阈值，机体将启动糖原优先代谢机制，肌糖原分解速率提升 3 倍，脂肪供能比例骤降至 15% 以下；

更值得警惕的是，长期依赖单一强度指标（如心率）会导致神经感知系统失准，主观疲劳度（RPE）与实际能量消耗的偏差率可达

38.7%。

破解这一困局的关键，在于建立“双重校准系统”：

1. 生物反馈层：通过储备心率区间划分运动强度等级，锁定“脂肪燃烧窗”（60% ～ 80% HRR）；

2. 神经感知层：运用谈话测试同步校准主观强度，在匀速有氧中应能完整说出 10 字短句，而 HIIT 期间仅能断续吐出 2 ～ 3 个单字。

当心率监测仪的蜂鸣与呼吸节律达成共振，当肌肉微颤的频率与代谢需求精准匹配，运动便从混沌的体感试错，升维为可编程的生化反应。心率每波动百分之一，都对应着确切的能量代谢路径切换；每 1 度的关节活动角度，都牵引着特定的肌纤维募集模式。这才是运动科学的终极浪漫：用数据解构汗水，以理性驯服本能。

靶心率计算法：解码运动强度的生物密码

靶心率（THR）作为运动医学领域的黄金标准，是精准调控运动强度的科学基准。其经典公式（220 －年龄）×（60% ～ 80%）并非来自简单的数学推导，而是起源于 20 世纪 70 年代哈佛疲劳实验室的突破性研究——通过对 10 万名受试者的最大摄氧量（VO_2max）与年龄的回归分析，揭示出人类最大心率（MHR）随年龄递减的生物学规律（年龄每增长 1 岁，MHR 下降 0.7 ～ 1.0 次 / 分）。

这一公式的深层价值在于通过年龄反推最大心率极限值（如 30 岁人群 MHR ≈ 190 bpm），划定“燃脂窗口”（60% ～ 70% MHR）与“有氧效能区”（70% ～ 80% MHR），而结合静息心率的 Karvonen 公式（THR = [(MHR – RHR) × 强度 %] + RHR）则进一步实现了个体化校准。

那么现在我们来一起计算一下你的靶心率范围吧！

你的年龄：____岁　　你的安静心率 A：____次 / 分

你的最大心率 B = 220 –（你的年龄____岁）=____次 / 分。

你的靶心率下限 C =（最大心率 B____次 / 分）×60% =____次 / 分。

你的靶心率上限 D =（最大心率 B____次 / 分）×80% =____次 / 分。

修正后靶心率下限 = [(最大心率 B____次 / 分）–（安静心率 A____次 / 分)] × 60% +（安静心率 A____次 / 分) =____次 / 分。

修正后靶心率上限 = [(最大心率 B____次 / 分）–（安静心率 A____次 / 分)] × 80% +（安静心率 A____次 / 分) =____次 / 分。

不同心率区间如同代谢世界的经纬线，精准划分着能量代谢的疆域（表 12）。当心率攀升至最大心率的 60% ～ 70%“燃脂黄金带”时，脂肪氧化引擎将全速启动：40 岁女性（MHR = 180）以 108 ～ 126 次 / 分快走时，每 30 分钟可分解 25 ～ 30 g 脂肪，相当于让 3 汤匙橄榄油彻底转化为能量。此时肌细胞内的脂蛋白脂肪酶活性达到峰值，如同打开脂肪仓库的密钥。

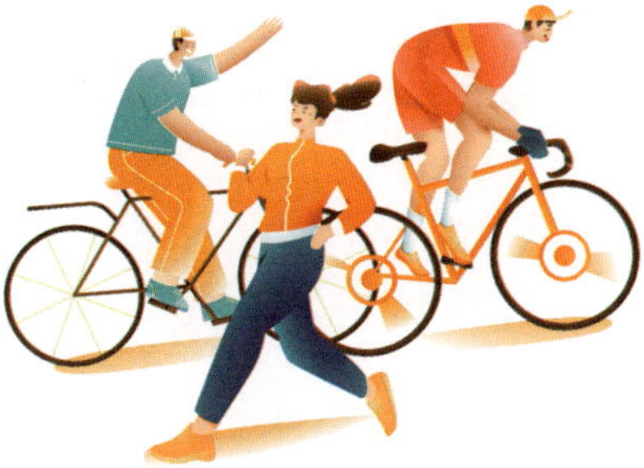

当心率跨越至 70% ～ 80% MHR 的“心肺锻造区”时，线粒体开启增殖模式：25 岁男性（MHR ＝ 195）坚持以 137 ～ 156 次 / 分的速度慢跑 12 周，心肌毛细血管密度将提升 18%，骨骼肌线粒体数量增加 30%，最大摄氧量（VO_2max）的进化堪比从家用轿车升级为跑车引擎。

而当心率突破 80% MHR 闯入“无氧风暴带”，代谢图景骤然剧变，血糖以每秒 0.2 mmol/L 的速度被榨取，血乳酸浓度突破 4 mmol/L 警戒线（相当于在肌肉中倾倒柠檬汁）。此时冠心病患者心绞痛风险指数级上升，而健康者的极限耐受时间不过 10 ～ 20 分钟。

科学的运动处方，是数字与感知的艺术平衡，心脏的每一次搏动都在书写独特的代谢诗篇，而靶心率公式正是破译生命韵律的密码本——它不是冰冷的数学约束，而是连接生理本能与运动科学的智慧桥梁。

表 12　心率区间分级标准表

区间	心率范围	供能系统	核心生理效应	典型应用场景
恢复区	50%～60% HRmax	有氧代谢（脂肪＞80%）	促进毛细血管增生，加速乳酸清除	运动后冷身、亚健康人群康复训练
燃脂效能区	60%～70% HRmax	有氧代谢（脂肪 60%～70%）	最大脂肪氧化率峰值，提升脂蛋白脂肪酶活性	减脂期基础训练、糖尿病前期干预
有氧耐力区	70%～80% HRmax	有氧代谢（糖原＞60%）	增加线粒体密度，提升心脏每搏输出量	马拉松备赛、心肺功能强化
无氧阈值区	80%～90% HRmax	混合代谢（糖酵解主导）	突破乳酸阈值，增强缓冲系统能力	竞技运动员专项耐力提升
极限强度区	90%～100% HRmax	磷酸原＋糖酵解系统	刺激快肌纤维增生，提升神经募集效率	短跑 / 力量爆发力训练（需医学监护）

解码身体信号：主观疲劳感知的智慧

气喘吁吁才是有效训练？力竭嘶吼才算突破极限？那些被汗水模糊的健身执念，可能正让你与真正的运动效能背道而驰。我们常用心率或配速衡量运动强度，却忽略了最灵敏的检测器——自己的身体感受。RPE（主观疲劳程度评估）将运动强度划分为数个等级（6～20 级），其本质是神经系统对代谢压力的实时反馈。

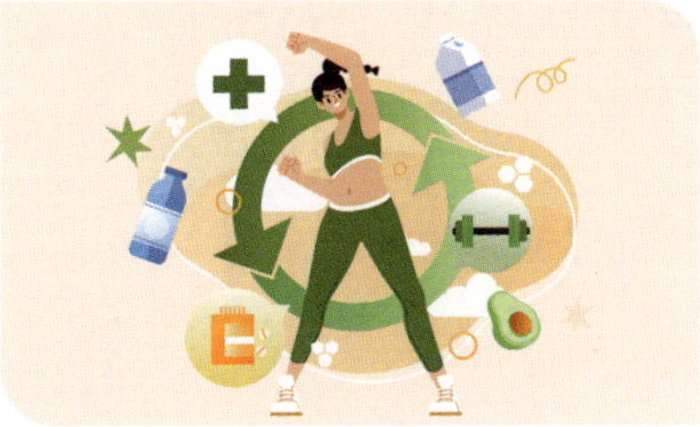

轻松阶段（6 ~ 8 级）

从静坐阅读到日常步行，身体处于低能耗状态。这个区间如同汽车的怠速模式：6 级相当于静坐时的基础代谢，7 级如同逛超市的步态，8 级接近赶公交的快走。8 级快走（约 5 km/h）时，脂肪供能占比虽高达 60%，但总消耗量仅相当于半片面包的热量，这正是久坐人群激活代谢的“安全启动键”。

燃脂黄金区（9 ~ 12 级）

快走、慢跑等中等强度运动构成健身的主要区间。此时呼吸加深但仍能以短句交谈，肌肉开始产生轻微酸胀感。研究发现，在 12 级强度（类似持续打羽毛球的感受）维持 20 分钟，能显著提升心肺功能。体重 70 kg 的人在此强度下运动 1 小时，燃脂量是悠闲散步时的 3 倍。

高强度挑战（13 ~ 16 级）

进入短跑、球类对抗等剧烈运动时，身体切换为无氧供能模式。此时呼吸急促，肌肉灼热感明显，完整说话变得困难。这个区间能带来运动后的持续燃脂效果，但过量训练会导致身体压力激素上升，反而影响代谢。建议每周不超过 3 次，并搭配充足的恢复时间。

极限领域（17 ~ 20 级）

专业运动员竞技时的强度区间，如职业拳手组合拳连击时的强度，10 秒消耗的能量足够点亮 40 瓦灯泡 1 小时，但心肌承受的压力堪比台风中的船帆。

RPE 的精妙之处在于其自适应机制：登山者在海拔 4 000 m 时，12 级感知强度下的实际摄氧量比平原低 25%，但血乳酸却高出 3 倍，这是身体在低氧环境中的生存式调节；糖尿病患者进行 14 级强度骑行时，主观的“可控疲惫”能精准规避血糖剧烈波动，效果优于心率监测的机械提醒；长期跑步者会发现，同样配速从“呼吸困难”变为“轻松自如”，这标志着线粒体密度已提升 35%，如同给肌肉换上高功率引擎。

与其被数据绑架，不如重建与身体对话般的直觉：晨跑时感受肺泡扩张的节奏，力量训练时捕捉肌肉纤维的震颤频率，瑜伽拉伸时倾听筋膜舒展的细响。那些藏在呼吸深浅、肌肉张力、汗液盐分中的生物密码，才是真正个性化的运动导航仪。最高效的运动强度，永远是你愿意明天继续坚持的那个强度。

打卡手账

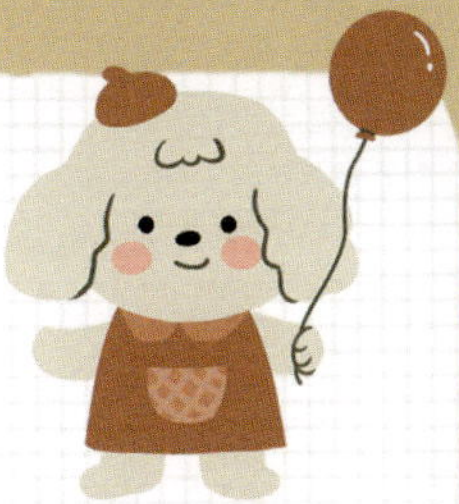

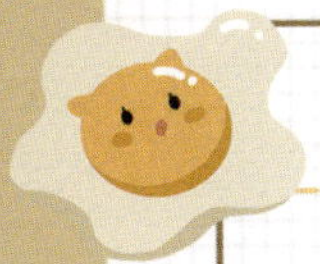

第三节

运动类型全解析

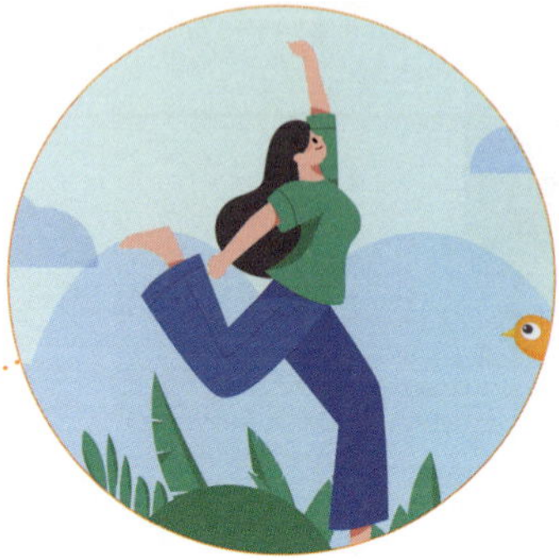

选择运动如同挑选人生伴侣，若只为功利联姻，二人终将在某个疲惫的清晨分道扬镳。那些在跑步机上咬牙切齿的人，往往在体脂率下降前就耗尽了热情；而公园里骑车大笑的大叔，或许正用每周三次的骑行悄然重塑代谢版图。

那些在运动中收获友谊、释放压力，甚至找到人生挚爱的人，早已参透运动的终极奥义——它不仅是脂肪的“熔炉”，更是灵魂的“炼金术”。当你在羽毛球场上为救球扑倒在地，当你在瑜伽垫上触摸到十年前丢失的柔韧，当你在力量区突破某个重量时与陌生人击掌庆贺，这些瞬间堆砌出的，是一种比体重秤上的数字珍贵万倍的生命状态。

所以，别再问“什么运动最有效”。去夕阳下的河滨路追一场骑行，在舞蹈室镜前笨拙地模仿爵士舞步，甚至只是每天牵着狗多绕两个街区，让运动成为你与世界的游戏方式，而非对脂肪的“刑讯逼供”，毕竟，能让我们坚持一生的，从来都不是苦行，而是发自内心的热爱。

双脚踩动单车时扑面而来的晚风，在舞步错拍时与同伴相视而笑，或是转角处总在等你带它散步的那只摇尾巴的小狗，这些藏在日常里的心动时刻，才是对抗惰性最温柔的武器。

有氧运动：心肺协同的代谢革新

有氧运动通过规律性、持续性的动作模式，驱动心肺系统形成高效协同，将氧气转化为细胞能量代谢的通用货币。这种运动模式不仅能够重构能量分配策略，更在分子层面启动系统性健康优化程序。从迈出第一步开始，机体启动精密供能预案：前 30 分钟优先分解肌糖原与血糖，随后逐步转向脂肪氧化主导模式。运动结束后，运动后过量氧耗（EPOC）持续激活线粒体生热作用，使基础代谢率维持 5% ～ 15% 的增幅达 36 小时。这意味着即便进入睡眠状态，脂肪氧化速率仍较平日提升 22%，如同为代谢系统安装隐形动力装置。

这种代谢革命的深层驱动力在于细胞的“能量工厂改造计划”——规律有氧运动促使肌肉细胞核内 PGC-1α 蛋白表达激增，如同向线粒体发送扩建指令：线粒体数量可增加 50%，其内膜褶皱（嵴）的表面积扩张 2 倍，大幅提升氧气转化为 ATP 的产能效率。更精妙的是毛细血管的“路网升级”：持续运动 12 周后，每平方毫米肌纤维周围新生毛细血管达 45 条，使脂肪酸运输速度提升 3 倍。坚持慢跑

3个月后，同等速度下心率将开始降低，这意味着心肌与骨骼肌共筑的高效氧运系统已建成——心脏每次搏动泵血量增加，肌红蛋白携氧能力提升。而睡眠中持续燃烧的脂肪，恰似运动后开启的“代谢延时摄影”：线粒体解偶联蛋白（UCP）活性增强，将本应储存为热量的能量转化为热能释放，使脂肪在静息状态下仍如冰雪消融。

心血管系统的代际进化

规律有氧训练诱导心脏发生结构性适应，心肌细胞收缩蛋白重构，每搏输出量增加20%，静息心率从平均75次/分降至60次/分；血管内皮一氧化氮合酶活性提升，动脉僵硬度降低18%，血压读数回归安全阈值（收缩压下降8～12 mmHg）；高密度脂蛋白（HDL）介导的逆胆固醇转运效率增强，动脉粥样硬化斑块体积年缩减率可达1.2%。

这种进化本质是心血管系统的“适应性重生”——当规律运动成为日常，心肌细胞内的肌球蛋白重链会从低速的β型切换为高速的α型，如同给心脏更换了高性能的引擎活塞；血管内皮在血流切应力的刺激下，一氧化氮分子如亿万微型润滑剂持续释出，使动脉从生锈的铁管蜕变为富有弹性的橡胶软管。更深远的影响发生在分子运输层面：高密度脂蛋白的数量与质量同步提升，其表面的载脂蛋白AI像智能扫雷车，能够精准识别并运走血管壁沉积的胆固醇晶体。坚持健步走的高血压患者，六个月后晨起血压从 160/100 mmHg 稳定至 128/82 mmHg，这不仅是数字的变化——超声影像显示他的颈动脉内膜中层厚度减少 0.15 mm，斑块脂质核心密度增高（钙化提示稳定化），这意味着中风风险概率已降低 42%。这种由运动诱导的血管年轻化现象，实则是机体对

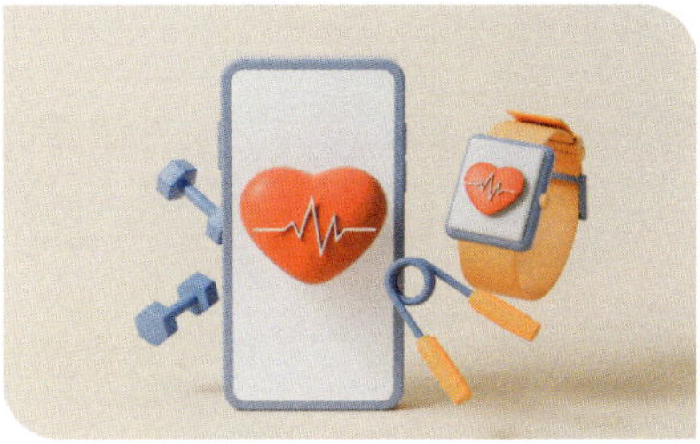

自身基础设施的智慧投资，每一次心跳都在为生命延长信用额度。

神经心理的双向调控

临床研究证实，每周 3 次 45 分钟的中等强度有氧运动（如骑行、游泳），其抗抑郁效果与 SSRI 类药物（如氟西汀）相当，且无药物副作用。这种效应源于运动对海马神经发生的促进作用——该脑区新生神经元数量增加 40%，认知弹性显著提升。

这种身心联结的奇迹，是运动重塑大脑的“神经化学交响”——当你蹬动自行车踏板时，腿部肌肉收缩释放的鸢尾素（Irisin）随血流突破血脑屏障，如同亿万把钥匙打开海马体的神经干细胞库；同步激增的脑源性神经营养因子（BDNF）为新生的神经元铺设髓鞘网络，使记忆与情绪调节的神经回路带宽扩展两倍。坚持游泳的抑郁症患者，

在三个月后不仅情绪量表评分改善 50%，更能体验到清晨自然醒来的愉悦感，这正是运动对下丘脑 – 垂体 – 肾上腺（HPA）轴的再校准：皮质醇的晨峰曲线从陡峭的悬崖变为平缓的丘陵，压力应激反应时间缩短 40%。而比药物干预更精妙的是双向调节——运动既能提升前额叶皮层的 5– 羟色胺浓度（与 SSRI 药物同效），又能增强 γ – 氨基丁酸（GABA）对杏仁核的抑制作用，如同同时踩下情绪的油门与刹车，在抗抑郁的同时避免药物常见的情绪钝化副作用。

社会行为的神经重塑

当羽毛球在空中划出动力链完美的抛物线，当骑行队伍在晨光中破风前行，运动便升维为群体神经编码工程。功能磁共振（fMRI）显示，团体运动时镜像神经元系统活跃度提升 73%，催生强烈的社会归属感。这种神经耦合现象使运动中断率下降 41%，因为大脑将运动坚持解码为维持社会联结的必要代价。

这种群体协同的魔力源于大脑的“生物同步化协议”——当羽毛球双打搭档连续完成三回合对攻，他们的前额叶皮层会释放同步的 θ 脑电波，如同两台计算机建立蓝牙配对；而骑行队伍保持恒定间距时，成员间的心率变异度差异缩小至 15% 以内，形成生理层面的“谐振荡”。在“跑团”中坚持两年的人，其尾状核内催产素受体密度比独跑者更高：群体运动激活的神经奖赏机制，使“社交违约”的痛苦估值约等同于物理疼痛的70%。更深远的是进化烙印，原始部落围猎时，同步动作产生的内啡肽潮汐不仅缓解疲劳，更强化了部落认同——现代骑行队的破风前行，实则是刻在基因里的集体生存智慧在荧光骑行服下的苏醒。

有氧运动实施的个性化策略

目标导向原则：

1. 减脂需求：采用 60% ～ 70% 最大心率强度，每次 45 ～ 60 分钟，每周 5 次。

2. 健康维持：选择 50% ～ 60% 最大心率强度，每次 30 分钟，每周 3 次。

3. 竞技提升：结合 80% ～ 90% 最大心率的间歇训练，配合血乳酸监测。

进阶性调整：

1. 初期从低强度短时长起步（如每日快走 20 分钟）。

2. 每 2 周递增 10% 运动时长或 5% 强度。

3. 通过最大摄氧量（VO_2max）测试量化进展，普通训练者 8 ～ 12 周可提升 15% ～ 30%。

可持续性实践方案，将运动融入生活场景：

1. 通勤骑行替代公共交通（时速 15 km，每小时消耗 6.8 MET）。

2. 办公间隙进行椅子瑜伽（每小时消耗 2.5 MET）。

3. 周末家庭徒步（时速 5 km，每小时消耗 4.3 MET）。

研究表明，选择社交属性强的运动形式（如团体舞蹈、球类活动），可使长期坚持率提升 73%。这种群体互动产生的社会认同感，能激活前额叶皮层的执行功能，降低运动中断风险。通过科学规划与渐进实施，有氧运动不仅能重塑体成分，更将催化整体生理功能的代际进化——从细胞能量工厂的升级，到心血管系统的年轻化，最终实现生命质量的系统性提升。

抗阻训练：对抗地心引力的代谢堡垒

骨骼的重构与守护

每一次哑铃的下落、每回深蹲的起身，都是对骨骼的有效训练，抗阻训练产生的机械应力如同精准的骨代谢调节器，刺激成骨细胞以年增 1% ～ 3% 的速度加固骨骼网络。这种重塑使骨骼逐渐呈现出年轻时的致密结构，能使老年人最脆弱的力学支点髋关节区域的抗压强度提升 40%，让跌倒风险从一场可能的灾难降级为虚惊一场。在 70 岁人群的追踪研究中，规律训练者髋部骨折发生率较久坐组低 40%，这意味着更多长者得以保持独立生活能力，而非被困在康复病房的方寸之间。

代谢风暴的消弭

当肌肉在抗阻中生长，它便化身为代谢综合征的天然解药。新增的肌纤维如同无数微型泵站，将血液中的葡萄糖高效摄入细胞，使胰岛素抵抗指数直降 27%。更精妙的是，训练诱导的肌肉因子（如鸢尾素）能穿透内脏脂肪组织的防御，瓦解炎症因子的生产线。这种双重打击能使代谢综合征的魔咒失效，让血压计上的数字开始收敛，血脂化验单的红色箭头集体转向，曾经潜伏的糖尿病危机被推远到安全距离。

衰老进程的逆写

在细胞最深处的染色体上，抗阻训练正进行着延缓衰老的分子魔术。训练引发的氧化应激适应，使端粒酶活性提升 19%，这种酶如同生物钟的守护者，减缓染色体末端的磨损速度。表观遗传学检测显示，持续一年的抗阻训练可使生理年龄逆转 2.3 岁，其机制涉及 DNA 甲基化模式的年轻化重构。更直观的变化显现在皮肤张力、关节灵活度和晨间精力水平上，60 岁的训练者的运动能力往往堪比 40 岁的久坐者。

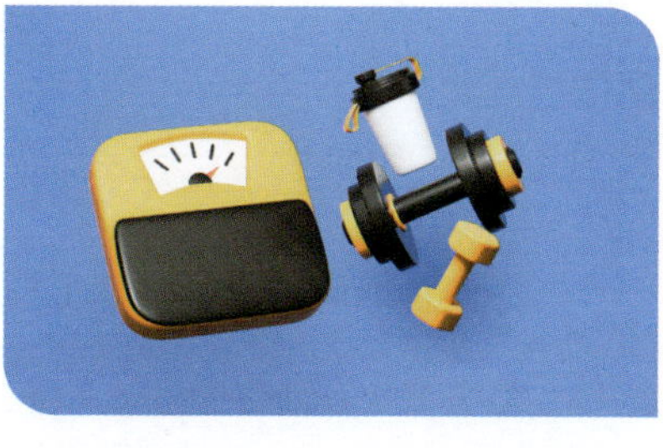

从背上书包到推婴儿车，从花园挖土到行李箱搬运，抗阻训练的本质是对抗地心引力。当我们用科学策略激活这份刻在基因里的力量，收获的将不仅是紧致的线条，更是抵御代谢风暴的生理铠甲。这场贯穿生命的保护工程，早非健身房专属的奢侈，从抱孙辈时的深蹲起身，到采购回家时的负重行走，每一次对抗重力的努力都在为未来的自己存款。

安全高效的抗阻训练实施体系

负荷渐进原则：

1. 初始阶段采用自重训练（如椅子深蹲、靠墙俯卧撑），完成 8～12 次 / 组。

2. 适应后每 2 周增加 5%～10% 负荷（可用水瓶、米袋等家居物品替代专业器械）。

3. 进阶期引入间歇式超负荷（如在 6 周的周期内每周递增 2% 重量）。

动作控制要点：

1. 发力时呼气避免闭气（防止血压骤升 30 mmHg 以上）。

2. 关注目标肌群离心收缩（如深蹲下蹲时控制 3 秒）。

3. 多关节复合动作为主（深蹲、划船等），兼顾功能性与代谢效益。

生活化融合方案，将抗阻元素嵌入日常场景：

1. 办公间隙进行坐姿抬腿（股四头肌等长收缩）。

2. 超市采购时单侧提重物行走（核心抗旋转训练）。

3. 看电视时进行弹力带肩外旋（改善圆肩体态）。

柔韧练习：被忽视的代谢钥匙

清晨的伸展不只是为了唤醒身体，当我们缓慢地活动关节、拉伸肌肉时，其实正在激活一套隐藏的代谢系统。研究表明，坚持柔韧练习的人，每天躺着消耗的能量比普通人多出近 1/10。这是因为舒展的身体就像疏通后的河道，能让能量代谢更顺畅地流淌。

人体关节就像精密的轴承，需要定期维护才能灵活运转。日常拉伸时，关节内的润滑液会加速循环，帮助软骨吸收更多营养；包裹肌肉的筋膜网络逐渐恢复弹性，就像长期压皱的毛衣被轻轻抚平。尤其对于久坐人群，简单的胸椎旋转练习就能明显改善驼背姿态，手腕拉伸则可以缓解整天敲键盘的僵硬感。

柔韧训练的神奇之处在于"润物细无声"。每天花 10 分钟做针对性练习：早晨用猫式伸展唤醒脊柱，午间用肩部绕环打破伏案姿势，睡前用婴儿式放松紧绷的神经。这些动作不需要专业设备，在办公室座椅或家中地毯上就能完成。当髋关节通过持续练习变得灵活，你会发现上下楼梯更轻松，运动时的动作幅度也明显增大。

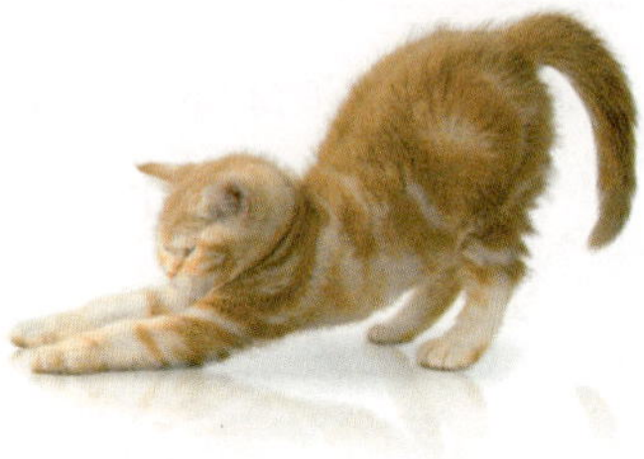

科学拉伸讲究“温柔而坚定”，每个动作保持 15 ～ 20 秒，像慢慢展开卷曲的书页。呼吸要平稳自然，肌肉感受到轻微拉扯感即可，切忌咬牙硬撑。如果暂时摸不到脚尖也没关系，重点在于感知目标肌肉的伸展。就像学习新技能需要循序渐进，身体的柔韧性也需要耐心培养。

长期追踪调查发现，保持拉伸习惯的人关节更健康，日常活动也更灵活。这得益于三个关键改变：关节润滑液分泌更充足，肌肉弹性维持更好，神经对身体的掌控更精准。其实身体就像需要定期保养的机器——不需要剧烈改造，只需每天给关节上点“润滑油”，给肌肉拧一拧“发条”，就能让整个人焕发活力。从今天开始，试着在刷牙时踮踮脚尖，等电梯时转转肩膀，把这些碎片化练习变成生活的一部分，你会惊讶于身体悄悄发生的变化。

打卡手账

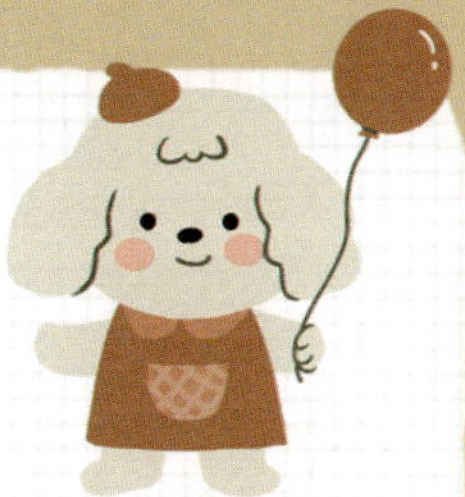

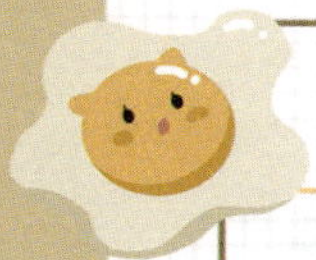

第四节

健康储蓄罐：解码“运动零食”的代谢魔法

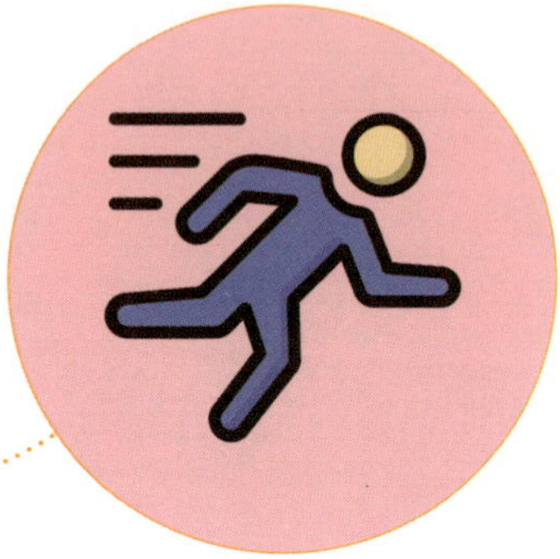

你是否总觉得自己没时间运动？等电梯的 2 分钟、等地铁的 5 分钟、等外卖的 10 分钟……这些碎片时间正在你指缝间蒸发成代谢下降的催化剂。但最新研究显示，每天累计 21 分钟的“运动零食”（exercise snacks）能使全因死亡率降低 17%，效果堪比连续运动 45 分钟。所谓运动零食，指一天中分散进行的、每次持续时间非常短，甚至可以不超过 1 分钟的多次运动片段，间隔时间通常为 1 ～ 4 小时。运动零食是将锻炼拆解成 1 ～ 10 分钟的“健康货币”，存入身体这个 24 小时复利的储蓄罐。爬楼梯时的股四头肌收缩相当于存入“关节润滑金”，等电梯时的提踵训练是“骨密度零钱”，甚至刷牙时的单腿站立都在积累“平衡力利息”……这些看似微不足道的动作，实则是向线粒体发出的高频交易指令，当你把 170 秒的靠墙静蹲、3 分钟的办公桌俯卧撑、等红灯时的脊柱拉伸编织进日常，身体回报的将是全天候提升 12% 的基础代谢率，以及多巴胺系统的“小额即时奖励”。时间管理大师的终极秘密，或许就藏在如何将零碎时刻兑换成肌肉的“复利增长”。

“运动零食”无须专门的运动时段或器械，可融入日常生活（办公室、家中、学校），打破久坐行为，部分逆转久坐带来的健康风险。运动零食根据“服用者”的需求，分为：

高强度间歇型“运动零食”：短时、高强度活动（如爬楼梯、冲刺跑），运动心率达最大心率的 76% ～ 90%，RPE（主观疲劳度）为“困难”或“非常困难”。每天 3 ～ 8 次，每次＜ 1 分钟。更适合成年人，尤其是肥胖症或糖尿病患者。

中等强度间歇型“运动零食”：中等强度活动（如抗阻练习），通常每次 10 分钟，每天 2 次。更适合老者，旨在增强肌肉量和力量。

研究证实，“运动零食”是一种可行、时间高效且便捷的策略，能有效改善久坐人群的心肺功能、代谢健康（血糖、血脂、胰岛素敏感性）和肌肉功能。其效果机制主要与其短时、高强度的特点有关，能快速动员身体系统（如增加血流量、激活代谢信号通路、刺激肌肉蛋白合成），为无法进行常规锻炼的人群（如时间紧张者、老者、肥胖者、慢性病患者）提供了一种重要的替代或补充性运动方案。

你以为健身必须腾出整块时间？科学正为“没空运动”开出新处方，将运动拆解成每日多次的“健康零食”，用碎片时间喂养身体机能。

以下场景化方案，教你把生活现场变成训练场。

差旅救星：酒店房间 10 分钟能量重启

行李箱塞满文件、衣物，唯独运动需求被遗忘？酒店空间、健身器械、运动时间的限制，其实只需 10 分钟即可破解。HIIT 通过 20 秒全力动作＋ 10 秒休息的循环，触发运动后 24 小时持续燃脂效应。10 分钟 HIIT 提升生长激素水平达 30%，比 30 分钟慢跑更能缓解差旅压力。

10 分钟模板：零器械也能练出“出差活力”

以下动作循环重复 3 轮，每轮包含 4 个动作（各 20 秒高强度＋ 10 秒休息），全程控制在 10 分钟内。动作可根据体能自行调整强度，关键是保持身体状态处在“说话略喘但能坚持”的区间。

1. 行李箱深蹲推举：双腿分开与肩同宽，双手虚握想象托住行李箱（或直接用水瓶替代），下蹲至大腿与地面平行后站起，同时双臂向上推举，这个动作可同步锻炼下肢力量和肩背稳定性。

2. 椅子登山跑：双手撑住稳固的椅子边缘，身体呈平板支撑姿势，快速交替提膝向胸口，像在攀登一座“隐形山峰”。核心肌群和肩臂同时发力，还能提升协调性，尤其适合唤醒久坐后僵硬的腰腹。

3. 浴巾滑行弓步：双脚踩在浴巾上（或穿袜子在光滑地面），一侧腿向后滑行形成弓步，前腿膝盖不超过脚尖，后腿尽量压低，交替进行。滑动的阻力能增强大腿和臀肌的控制力，同时消耗更多热量。

4. 矿泉水瓶波比跳：双手各握一瓶矿泉水（重量可调），从站立姿势下蹲，双手撑地跳成平板支撑姿势，再快速跳回深蹲并垂直跳起，同时将水瓶举过头顶。这个“差旅版波比跳”兼顾心肺爆发力和全身肌肉参与，堪称出差族的“能量炸弹”。

执行小贴士：

1. 防滑测试：用毛巾擦拭地面，确认浴巾 / 袜子滑行安全且顺畅。

2. 降噪方案：跳跃动作替换为踏步，深夜训练选择静力性动作（靠墙静蹲）。

3. 商务融合：训练后敷面膜进行冷水拍脸，消水肿同时提升工作状态。

办公革命：每小时 2 分钟“隐形体操”

办公室的椅子仿佛被施了魔咒，一旦坐下，开会、处理事务、回邮件……转眼就黏在座位上几小时。久坐的危害早已被科学“盖章认证”，从代谢综合征到肌筋膜疼痛，身体在静止中悄悄“生锈”。但谁说对抗久坐必须靠在健身房挥汗如雨？每小时 2 分钟微运动也能起到相似的效果。无须换装、无须器械，甚至不用离开工位，利用办公室现有场景就能设计出五花八门的微运动组合。

1. 茶水间挑战：在茶水间等咖啡时，可以单脚站立，用手拉住脚踝向后拉伸股四头肌，同时绷紧核心保持平衡——这个动作能缓解久坐导致的髋屈肌紧张，同时提升专注力（一边单脚站一边默念“别洒咖啡”也算脑力挑战）。

2. 邮件间隙臀桥挑战：回复邮件的间隙不妨坐在椅子边缘，双手撑住桌面将臀部悬空，做一组“办公桌臀桥”——收紧臀部缓慢抬起身体，在最高点停顿 2 秒再下落，重复 10 次。这个动作能激活久坐时被“压扁”的臀肌，顺便矫正骨盆前倾的隐患。

3. 打印机旁“慢速深蹲”：打印机 A4 纸用完了，用“慢速深蹲”添加新的打印纸吧——下蹲时用 3 秒、站起时用 2 秒，增强腿部肌肉的耐力的同时抵消工作带来的焦虑心理。

4. 隐秘动作库：担心上面那些动作太过显眼？那么试试下面这些隐秘动作吧！假装伸懒腰，将双臂举过头顶交叉，手掌外翻拉伸侧腰；敲键盘时悄悄交替抬起脚跟做提踵，强化小腿泵血功能；接电话时站起身，边通话边用脚尖画圈活动踝关节……这些小动作的叠加效应不容小觑。一项针对程序员的实验发现，每天累积完成 20 分钟微运动的人群，三个月后肩颈疼痛发生率降低了 37%，注意力持续时间则提升了 21%。

从今天起，把办公室变成动态工作站。用回一封邮件的时间，换回灵活无痛的关节、清晰高效的大脑和一份对抗“椅子诅咒”的长期健康保单。毕竟，真正的生产力，从来不是用腰肌劳损和静脉曲张换来的。

天气克星：楼梯间生存训练指南

暴雨倾盆、烈日灼烧……每当天公不作美，户外跑步或公园锻炼的计划总被砸得稀碎。但别急着瘫回沙发刷手机——楼梯间那方寸之地，其实是恶劣天气赐予的“隐形登山训练场”。无论是公寓逃生通道、写字楼安全出口，还是商场消防楼梯，都能瞬间变身全天候免费的“垂直跑道”。无须专业装备，不惧风吹雨淋，爬楼梯这项简单的运动，正被运动科学重新认证为“高效燃脂＋强化心肺＋塑形下肢”的全能选手，专治各种恶劣天气综合征。

爬楼梯的运动收益非常高：垂直方向克服重力做功，心率飙升速度比平地快走快 30%，每千克体重每分钟消耗约 0.15 kcal（相当于步行的两倍）；台阶高低变化迫使股四头肌、臀大肌、腓肠肌协同发力，比跑步机更能模拟真实登山对下肢线条的雕刻效果；而上下往返时的重心转换，还能激活核心稳定肌群，改善平衡能力。更妙的是，楼梯结构自带“抗无聊属性”——每层平台的转角都是一次心理奖励节点，就像游戏通关的进度条，让人忍不住想挑战“再上一层”。

段位训练法

初级玩家：每爬 3 层穿插 30 秒靠墙静蹲，强化膝关节稳定性

初级玩家“稳如松”模式：以正常步速连续爬 5 层楼，到达后立即在平台进行 30 秒靠墙静蹲（后背贴墙，膝盖弯曲 90°），再缓步下楼。重复 3 轮，总时长约 12 分钟。这种“攀爬＋等长收缩”的组合能兼顾心肺刺激与肌肉耐力，尤其适合长期缺乏运动的人群。

中级玩家：双阶跨步＋弓步跳，触发臀肌爆发力

中级玩家“追风者”挑战：两级台阶并作一步快速上爬，到达目标楼层后做 10 个台阶弓步跳（单腿踩台阶爆发跃起换腿），再单腿跳步下楼（左右腿交替主导）。重复 4 轮，身体处于“说话断断续续”时，燃脂效率将达到峰值。研究发现，这种爆发式爬楼可激活快肌纤维，提升身体瞬间功率输出。

高级玩家：速度＋耐力，打造“现实版超级体能”

高级玩家“通天塔”计时赛：以 20 层为目标，用最快速度攀爬，每 5 层插入一套“魔鬼组合”——5 个台阶俯卧撑（双手撑在台阶，脚放地面）+ 10 个台阶侧跳（横向跳跃跨越台阶）。此模式模仿越野跑中的地形突变，对肌肉耐力和意志力双重施压，完成后可获得极大的成就感。

膝盖损伤预防贴士：

1. 上楼梯时想象“用脚跟碾碎台阶”，调动臀肌而非膝盖发力。

2. 下楼梯采用“之字型”侧身步态，减少髌骨压力 58%。

下次遇到恶劣天气，与其哀叹“天公不作美”，不如戴上耳机点开燃脂歌单，把楼梯间变成专属训练场，每一层台阶都是身体与重力博弈的勋章。不必羡慕健身房落地窗外的风景，你的汗水正在浇筑一座私人垂直堡垒。运动从不挑剔场地，当你踏上第一级台阶，就已经对糟糕天气发出了一声嗤笑。

打卡手账

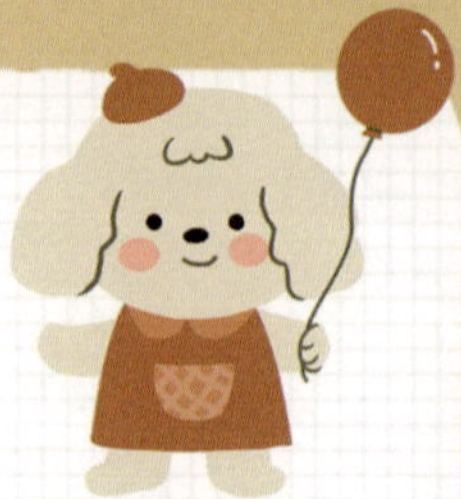

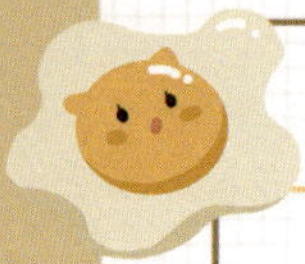

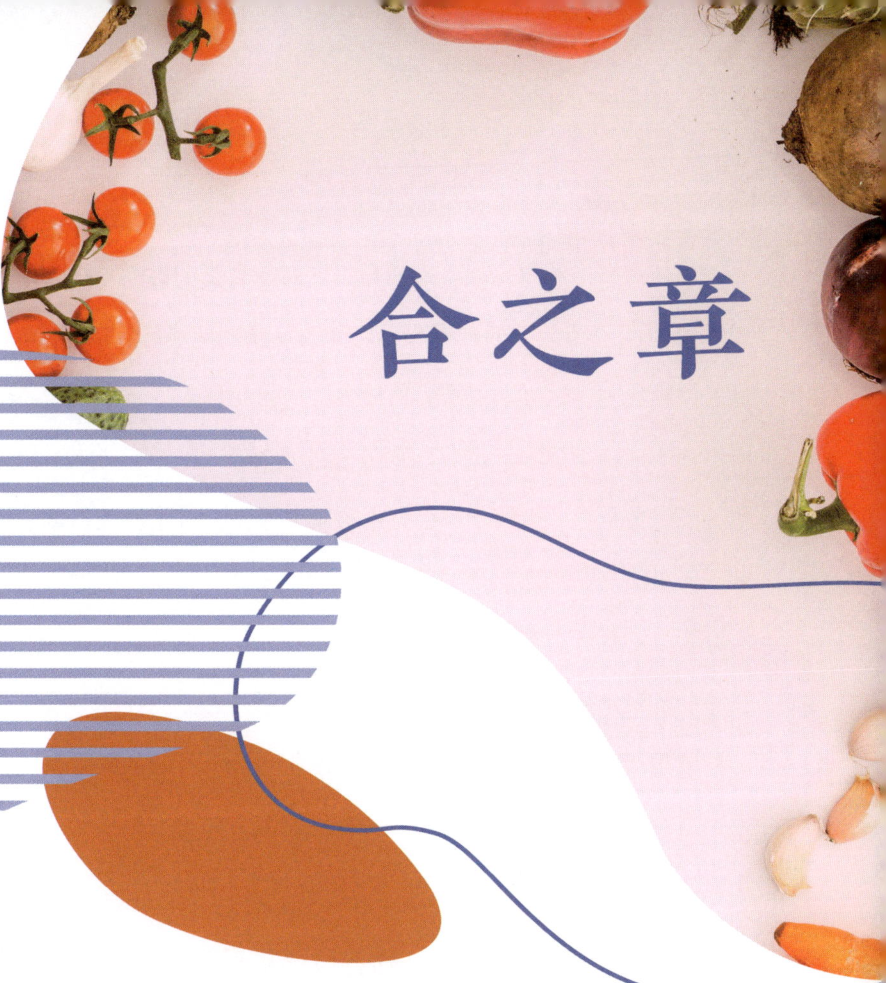

合之章

21 天不是结束，而是一个开始

当体重秤上的数字终于抵达理想区间，真正的挑战才刚刚开始。国家卫生健康委员会的数据显示，30% ～ 50% 的减重者会在一年内遭遇体重反弹，这并非意志力的溃败，而是身体亿万年来刻在基因中的生存本能：下丘脑调控着食欲与代谢的精密天平，脂肪细胞如休眠的种子等待复苏。但科学早已揭示破解之道——体重管理不是一场冲刺，而是终身与代谢对话的艺术。从睡眠质量对腰围的隐形操控，到家庭餐桌上的营养博弈；从季度体成分扫描的预警价值，到压力与饥饿感的神经解码……当我们学会用数据倾听身体，用弹性对抗极端，那些曾困扰无数人的“反弹魔咒”，终将化为可持续的健康节律。这不是终结，而是真正自由的起点——在这里，体重不再是枷锁，而是丈量生命力的标尺。

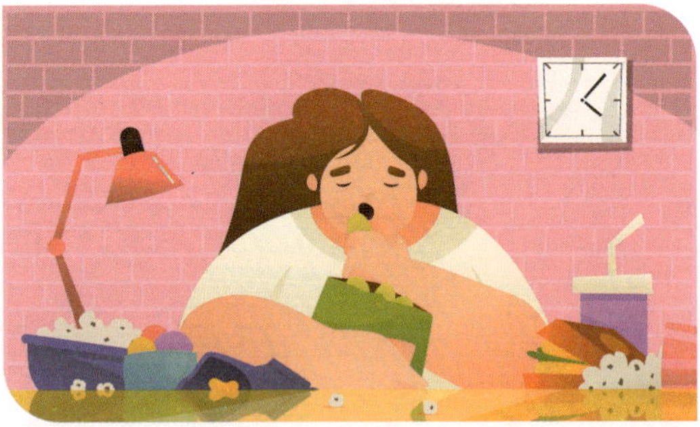

第一节

破解体重反弹的生物学密码

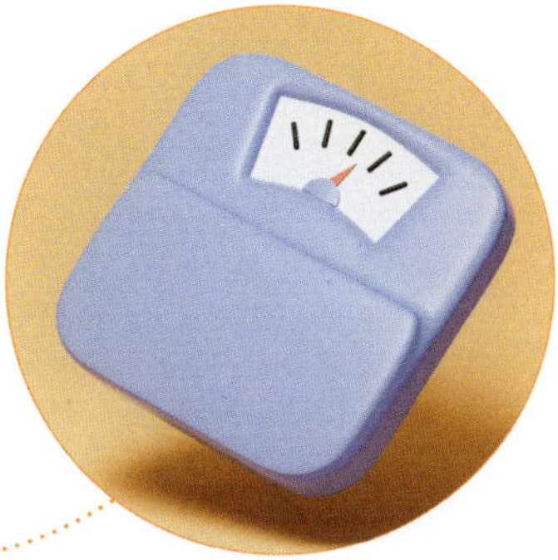

体重反弹并非源于简单的意志力不足，而是人体进化形成的生存机制在发挥作用。当减重超过体重的 10% 时，下丘脑会通过神经内分泌系统触发双重防御：瘦素水平下降 18% ～ 25%，饥饿信号增强；基础代谢率（BMR）降低 5% ～ 8%，能量消耗进入“节能模式”。这种生理性抵抗，使得单纯依靠极端节食的人群四年内反弹率高达 90% 以上。

脂肪细胞的生物学特性加剧了反弹风险。减重后，脂肪细胞体积缩小，但数量并未减少。研究显示，这些细胞在热量盈余时会以 3 倍速度重新扩张，其记忆效应可持续 12 ～ 18 个月。更关键的是，长期低热量饮食会导致肌肉流失——每减少 1 kg 肌肉，每日静息代谢降低 110 kcal，相当于半碗米饭的热量缺口。

体重调定点理论进一步揭示了反弹的本质。下丘脑通过监测瘦素水平，将体重稳定在特定阈值。若短期内通过极端手段减重，调定点无法同步下调，身体会通过增强食欲、降低甲状腺激素（T3）活性等方式促使体重回归。北京世纪坛医院的研究表明，只有持续维持目标体重 3 年以上，调定点才能逐步重置。

破解反弹需针对性策略：

1. 代谢适应性干预：每周设置 1 天热量补偿，防止基础代谢率持续下降。

2. 肌肉保护方案：每日蛋白质摄入量≥ 1.6 g/kg，配合抗阻训练（每周 3 次），减少肌肉流失。

3. 脂肪细胞重塑：通过 Ω–3 脂肪酸（如深海鱼类）抑制脂肪细胞增殖信号通路，降低其扩张活性。

对于已出现快速反弹的个体，建议进行为期 12 周的代谢修复计划：采用时间限制性进食（如“16 + 8”饮食模式）配合中强度有氧运动（每周 150 分钟以上），可将反弹风险降低 41%，并提升胰岛素敏感性 23%。

热量补偿：代谢适应性干预

每周设置 1 天热量弹性日（约为日常摄入的 110%），可有效防止代谢适应性下降。以每日需摄入 1 500 kcal 维持体重为例，周总摄入 10 500 kcal 外，在弹性日额外摄入 150 ～ 200 kcal（相当于增加一份轻食套餐），既能满足心理需求，又避免代谢率持续降低。具体执行需遵循策略性满足原则：

1. 火锅场景：优先摄入高蛋白质食材（牛肉片、虾滑），搭配低热量蔬菜（菠菜），用醋汁替代麻酱（每勺麻酱≈半碗米饭热量），限量添加低 GI 碳水（土豆粉≤ 50 g）。

2. 炸鸡选择：去皮去裹粉后搭配膳食纤维（生菜 200 g），单次摄入≤ 2 块（约 250 kcal）。

3. 饮品调控：奶茶选择微糖＋椰果（≤ 300 kcal），同步减少当日其他添加糖摄入。

次日采用代谢补偿策略：早餐高蛋白质（无糖豆浆 300 mL ＋水煮蛋 2 个），午晚餐减少精制碳水 1/3（以蒸南瓜 150 g/ 玉米半根替代米饭），主菜选择清蒸鱼（200 g）及绿叶菜（300 g）。研究发现，该模式可使周平均代谢率提升 5%，脂肪合成速率降低 18%。

蛋白质的代谢护盾作用

通过改变进食顺序（蛋白质→蔬菜→碳水），我们可使餐后血糖波动降低 30%，减少脂肪生成。每日蛋白质摄入量需达 1.6 g/kg（60 kg 体重者摄入量约为 96 g），分配策

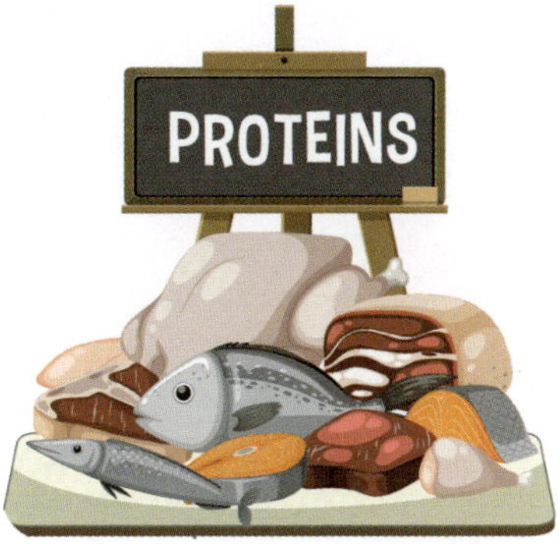

略（例）：

1. 早餐：鸡蛋 2 个（12 g）＋无糖酸奶 200 g（6 g）＋全麦面包 2 片（8 g）。

2. 午餐：清蒸鲈鱼 200 g（34 g）＋北豆腐 150 g（12 g）。

3. 晚餐：瘦牛肉 150 g（36 g）＋青花菜 200 g（6 g）。

碳水化合物的时空管理

1. 晨间窗口（6：00 ～ 9：00）：低 GI 碳水（燕麦 50 g）＋优质蛋白质（牛奶 200 mL），血糖波动幅度比白面包降低 40%，可持续供能 3.5 小时。

2. 运动后窗口（0 ～ 30 分钟）：快糖补充（香蕉 1 根）＋缓释碳水（全麦面包 1 片），肝糖原合成速度提升 60%，肌肉修复效率提高 25%。

3. 夜间限制（18：00 后）：碳水摄入 ≤ 50 g，以杂粮饭（半碗 ≈ 25 g 碳水）搭配高纤维食材（菌菇 200 g/ 海带丝 150 g），减少夜间胰岛素波动导致的脂肪囤积。

可持续执行策略

通过周期性热量补偿（每周 1 天＋ 10%）、蛋白质优先摄入、碳水时空分区的三维管理，我们可建立灵活的代谢。临床数据显示，持续12 周使用该方案者，饥饿素水平下降 23%，饱腹感持续时间延长41%，年度体重波动幅度控制在 ±2.5% 以内。关键在于将策略融入生活场景，如商务宴请时选择清蒸海鲜＋杂粮主食，健身后来杯蛋白粉＋蓝莓，周末聚餐次日增加 30 分钟有氧运动——这种弹性管理比绝对克制的长期维持率高 3.7 倍。

限时饮食：时间“魔术师”

“16 + 8”饮食法

“16 ＋ 8”饮食法，又称 8 小时进食窗口法（Time-Restricted Eating），是将每日进食时间压缩至 8 小时连续时段（如 12：00 ～ 20：00），其余 16 小时仅摄入无热量饮品（黑咖啡 / 茶水）。该模式通过调节生物钟基因提升胰岛素敏感性，临床数据显示，持续 8 周可使空腹胰岛素水平下降 23%，肝脏糖异生效率提高 18%。

关键执行要点：

1. 晨间代谢激活：起床后饮用黑咖啡（无糖），其中绿原酸可抑制葡萄糖 -6- 磷酸酶活性，减少肝糖输出。

2. 昼夜节律协同：确保 23：00 前入睡，夜间生长激素分泌高峰（22：00 ～ 2：00）可加速脂肪分解，修复速率提升 40%。

3. 营养分配策略：在进食窗口内保证蛋白质摄入≥ 1.2 g/kg，避免肌肉流失。

“5 + 2”饮食法

“5 + 2”饮食法，又称 5 : 2 间歇性能量限制（Intermittent Energy Restriction），指的是每周选择2个非连续日进行低热量摄入（女性 500 kcal/ 男性 600 kcal），其余 5 天摄入维持日常热量摄入。研究证实，该方案可诱导脂肪动员增强，重塑肠道菌群，激活细胞修复。

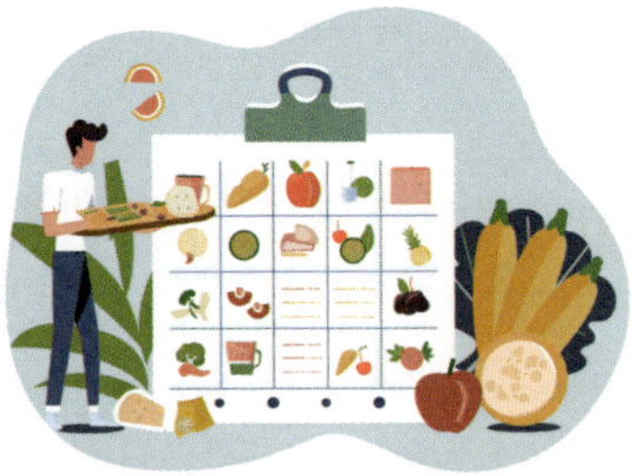

执行方案示例：

1. 低热量日膳食：

① 早餐：水煮蛋 2 个（140 kcal）+ 水煮青花菜 150 g（50 kcal）。

② 晚餐：清蒸鲈鱼 200 g（200 kcal）+ 凉拌菠菜 200 g（80 kcal）。

2. 非限制日准则：

① 避免高糖高脂密集性食物（如连续摄入奶茶 / 炸鸡）。

② 采用“先蛋白质后碳水”的进食顺序，控制餐后血糖波动≤ 2.8 mmol/L。

两种方法均通过周期性能量波动促进代谢的灵活性，但特殊人群需要注意以下事项：

1. 糖尿病患者需监测夜间血糖，避免 16 小时空腹期出现低血糖（血糖＜ 4.0 mmol/L）。

2. 运动人群建议将训练安排在进食窗口内，确保糖原及时补充。

3. 长期执行需每季度检测甲状腺功能，避免代谢率过度抑制。

身体活动：激活日常消耗

结构化运动处方

1. 有氧运动基础框架

世界卫生组织建议每周进行≥ 150 分钟中等强度有氧运动（如快走、骑行），强度标准为运动时心率维持在最大心率的 60% ～ 70%。此强度下脂肪供能占比可达 65%，持续 12 周可使内脏脂肪面积减少 18%。具体实施：

①快走：步频≥ 100 步 / 分，坡度 3% ～ 5%，能量消耗≈ 5 kcal/ 分。

②游泳：自由泳 30 分钟消耗≈ 300 kcal，同步提升心肺功能与关节灵活性。

③间歇训练：采用 1 ∶ 1 运动 / 休息比（如快跑 1 分钟＋慢走 1 分

钟），EPOC 效应可持续 36 小时。

2. 抗阻训练代谢增益

每周 2 ～ 3 次全身性力量训练，重点训练大肌群（胸、背、腿）：

①基础动作：哑铃卧推（8 ～ 12RM）、深蹲（自重→负重）、硬拉（从两瓶矿泉水渐进至 20 kg）。

②代谢激活：每增加 1 kg 肌肉，基础代谢率提升 110 kcal/d，肌糖原储备容量扩大 40%。

③进阶方案：超级组训练（如引体向上＋俯卧撑循环），使运动后过量氧耗（EPOC）提升 28%。

非运动性活动产热（NEAT）优化

日常活动消耗占总能量支出的 15% ～ 30%，优化策略包括：

1. 办公室动态干预

①执行“20–8–2”法则：每坐 20 分钟站立 8 分钟＋行走 2 分钟，日均多消耗 300 kcal。

②电话会议时进行自重深蹲（每小时≈ 50 kcal）。

③文件柜按使用频率分层：常用物品放置于需踮脚或下蹲获取的位置。

2. 家庭场景能量消耗

①烹饪时进行提踵训练（每分钟≈ 5 kcal）。

②广告时间完成 3 组靠墙静蹲（60 秒 / 组，消耗≈ 30 kcal）。

③追剧时进行坐姿弹力带划船（每集 45 分钟，消耗≈ 150 kcal）。

动态监测：与身体对话的科学艺术

体重的数字从来不是敌人，而是身体寄来的“健康信件”，关键在于学会正确拆封与解读。每周六的清晨，在阳光还未完全爬上窗台时，穿上轻便的家居服，排空膀胱后踏上体重秤——这个固定仪式捕捉的不仅是数字，更是代谢系统发出的信号。当周体重波动超过 2%（60 kg 的人增减 1.2 kg），如同汽车仪表盘亮起黄灯，提醒你该检查近期的饮食油门是否踩得太猛。但不必惊慌，连续两周突破警戒线才是真正的警报，此时内脏脂肪可能正以每月 0.3% 的速度悄然扩张。

普通体重秤只能描绘身体的轮廓，而体脂秤则是透视内在的显微镜。当数字稳定但肌肉量从 30% 滑向 28%，就像发现汽车的发动机在悄悄缩水，每流失 1% 的肌肉，身体每天少燃烧的 110 kcal 热量，足以让半块曲奇饼干的热量转化为脂肪。盯着两个黄金指标：男性肌肉量守住 38% 的底线，女性维持在 32% 以上；内脏脂肪等级控制在 9 级以内（相当于医学检测中 100 cm^2 的安全阈值）。这些数字不是枷锁，而是守护代谢健康的哨兵。

真正的隐形刺客往往藏在光鲜的健康标签背后：一杯标榜“低脂”

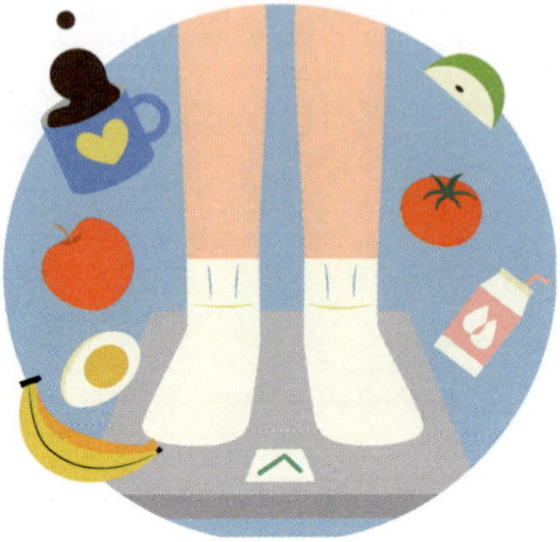

的酸奶可能藏着 4 块方糖的热量；淋上两勺沙拉酱的绿色蔬菜，就能引爆能量炸弹。减重期间，记录三餐如同侦探查案——无糖酸奶要翻到配料表第三行确认没有果葡糖浆，红烧肉换成卤牛肉能砍掉 64% 的饱和脂肪，白米饭里掺入三色藜麦，纤维量瞬间翻五倍。每周花十分钟回看饮食相册，如果连续三天热量超标，下周的餐盘就自动升级：甜豆浆换成无糖款，晚餐用豆腐菌菇煲替换半碗米饭，身体自会读懂个中含义。

监测从来不该是紧箍咒，而是一场与身体的深度对话。当数字微微上扬，先看是肌肉在生长还是脂肪在堆积；发现某天吃多了火锅，第二天就去公园多走 3 000 步平衡代谢。就像老司机不会时刻盯着仪表盘，但余光总能捕捉关键数据，把称重、记录饮食、分析体脂融入每周的晨起环节，数据流中自会浮现身体的真实诉求。

真正的防反弹，从来不是与数字较劲，而是听懂身体在晨起称重时的低语，在体脂数据波动里的暗示，在饮食记录曲线中藏的线索。当你能从一杯奶茶的热量看到肝脏的叹息，从肌肉量的提升听见代谢的欢歌，体重管理便不再是艰苦战役，而是两个老友的默契共舞。

打卡手账

第二节

睡眠与心理：体重管理的无声守护者

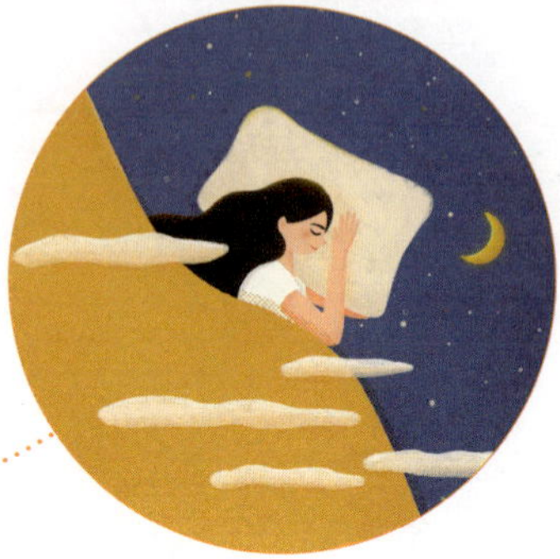

当体重秤上的数字终于稳定，真正的考验却在月光下悄然展开——那些深夜未眠的时光、压力爆表的瞬间，可能正将你推向反弹的暗流。科学揭开了一个反直觉的真相：即便饮食精准如钟表，运动规律如潮汐，缺失的睡眠与波动的情绪仍会像蛀虫般啃噬减重成果。

这种夜间代谢叛变的背后，是两套精密生理程序的连锁失控——当熬夜至凌晨两点，视网膜接收的蓝光会强制关闭松果体的褪黑素生产线，使脂肪细胞上的 MT1 受体失去“熄火指令”，原本该在深夜活跃的脂解酶就此沉寂；与此同时，杏仁核在疲惫中过度敏感，将工作邮件提示音解读为生存威胁，促使肾上腺泵出超量皮质醇。这些激素的叛乱引发双重掠夺：肝脏加速将血糖转化为内脏脂肪囤积，肌肉组织却被迫分解支链氨基酸充能。更令人警惕的是饥饱激素的倒戈，连续三天睡眠≤ 6 小时，胃饥饿素的攻击波峰延长 3 小时，而瘦素的防御阵线溃退 20%，此刻面对宵夜诱惑的意志力消耗，相当于清醒状态下的4倍。那些白天精心规划的热量赤字，终在此刻被深夜的一包薯片或两块蛋糕填平，而所有罪恶都记录在晨起浮肿的腰围刻度上。

深度睡眠：代谢的夜间工程师

每缩短1小时睡眠，身体便启动连锁反应：抑制食欲的瘦素下降18%，如同撤走了餐盘旁的停餐铃；刺激饥饿的胃饥饿素飙升28%，像在脑中反复播放美食广告。更深远的影响在黎明前发生：基础代谢率悄然降低5%～8%，相当于每日白送身体一个苹果的热量额度，而这些能量往往优先转化为内脏脂肪。

培养睡眠的仪式感，是对抗代谢紊乱的温柔革命。每晚十一点，让身体沉入固定作息的海床，即使周末也勿让生物钟偏移超出一小时。熄灯前90分钟，用温牛奶中的色氨酸烹制脑内的睡意浓汤，指尖划过书页的沙沙声比蓝光屏幕更能抚平神经褶皱。将卧室空调调至24～28℃的微凉，黑暗浓度需达到伸手难辨五指，这样的环境让棕色脂肪在沉睡中持续产热，一夜消耗堪比白日爬十层楼梯。

智能手环的数据会告诉你秘密：深睡时长占总睡眠20%～25%才是黄金比例，夜间清醒次数超过两次，或许需要检视晚餐是否过量，或是心底藏着未消解的压力皱褶。

这名“夜间工程师”的终极魔法在深度睡眠期展开——当脑电波

沉入每秒 0.5 ～ 4 次的 δ 波深海，生长激素如月相引力下的潮水般喷涌，占全天分泌量的 75%。它指挥脂肪细胞开启分解阀门，将脂肪酸导入线粒体熔炉；同时引导白氨酸修复肌肉微损伤，使晨起的身体如同经历精密保养的精密仪器。而脑脊液在此时加速流动，以日间 6 倍的速率冲刷神经元代谢废料（如 β－淀粉样蛋白），如同城市在夜深人静时进行的道路养护工程。在持续监测中发现，当深睡比例从 18% 提升至 23% 时，晨起空腹血糖就会下降 0.8 mmol/L——这得益于生长激素优化了肝脏的胰岛素受体敏感性，让能量代谢的齿轮在沉睡中完成无声校准。

情绪迷宫与食欲解码

压力来袭时，大脑会将芝士蛋糕幻化成神经递质的急救包——这源于远古时期热量储备与生存焦虑的基因链接。打破这个死循环，需要学会与食欲玩一场“心理柔术”：允许每周 1 ～ 2 次的弹性时刻，在披萨的焦香与奶油的绵密间找到平衡。研究证实，适度满足欲望的人群，长期维持体重的成功率比绝对克制者高出 47%。这如同在紧绷的琴弦上找到共振点，吃两块炸鸡时搭配柠檬水与凉拌菜，让罪恶感消解在营养均衡的智慧里。

建立“非体重成就清单”，将注意力从冰冷的数字转移到鲜活

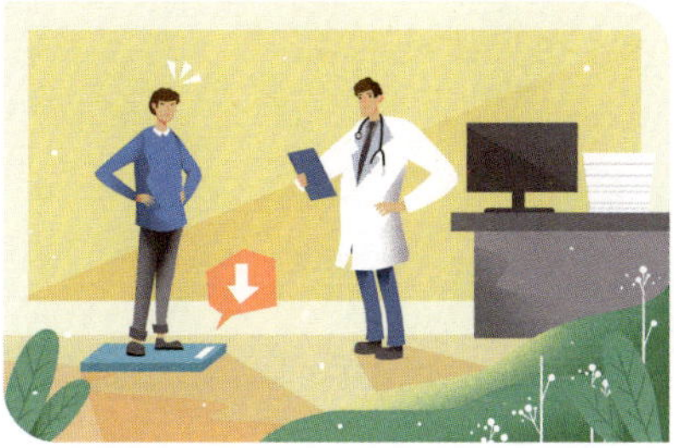

的生命律动：连续三天饮尽八杯水的成就，不亚于体脂率下降0.5%；某日提前入睡的坚持，在代谢层面胜过严苛的饮食控制。当焦虑袭来，翻开饮食运动记录，或许那上涨的1 kg体重中，0.5 kg是新增的肌肉铠甲，0.3 kg不过是昨日那碗浓汤带来的暂时性水波。

这种食欲解码术实则是与进化本能的智慧谈判——当压力激活下丘脑–垂体–肾上腺轴（HPA轴），皮质醇会劫持前额叶的理性决策区，此刻刻意允许少量高热量食物恰似给猛兽投喂镇静剂。可以通过将晚餐内容搭配大量蔬菜沙拉（膳食纤维延缓糖脂吸收）和餐后散步（增加15%的葡萄糖转运），血糖波动控制将被控制在更安全的范围内。而“非体重成就清单”的本质是神经奖励通路的转移，当饮水达标时大脑分泌的β–内啡肽，与体脂率下降激发的多巴胺强度相当，却避免了称重焦虑导致的皮质醇飙升。更精妙的是对数据的重新解读——新增的0.5 kg肌肉如同在代谢银行开设高息账户，每日额外消耗55 kcal热量；而0.3 kg水钠潴留只需减少盐分摄入48小时即可消退，如同退潮后显露真实的沙滩。

永恒的平衡术

深夜的屏幕蓝光与晨间的皮质醇波动，白天的压力累积与傍晚的补偿性暴食，这些现代生活的碎片，都在重塑我们的代谢地图。真正的防反弹，始于认清体重不是孤立的数字游戏：当深夜的月光照上电脑屏幕，果断关机可能比任何减重餐都更能守护腰围；当压力化作舌尖对甜食的渴望，用十分钟的冥想替代拆开零食包装的手指，可能在细胞层面改写脂肪堆积的剧本。

那些在深夜安眠的时光里，生长激素正悄然修复着肌肉纤维；每个记录在“成就清单”上的微小胜利，都在重建你与食物的健康关系。这不是一场与身体的战争，而是与生命节奏的共舞，当睡眠成为代谢的修复师，当情绪化作食欲的操盘手，理想的体重自会找到它最舒适的栖息地。

这种平衡的艺术实则是身体生态系统的智慧外交——当子夜的蓝光被阻隔于窗帘之外，视网膜中的黑视蛋白便向松果体发送“夜幕降临”的密电，触发褪黑素如月光般漫溢至每个细胞，使脂肪细胞上的β3–肾上腺素受体进入“夜班模式”，将储存的甘油三酯分解为游离脂肪酸。而晨间七点的日光浴（暴露时长≥15分钟），则像按下皮质醇分泌的精准闹钟，避免压力激素如野马般脱缰。十分钟的呼吸调节使γ–氨基丁酸（GABA）浓度上升40%，如同在暴乱的食欲神经元间降下镇静之雪。更精妙的是“成就清单”的复利效应，连续三次成功将薯片替换为圣女果的行为，会在基底神经节刻下新的决策路径，使健康选择逐渐从消耗意志力的“外交谈判”，蜕变为无须思考的“神经反射”——这恰似溪流经年累月冲刷出的河床，终成水流最自然的归处。

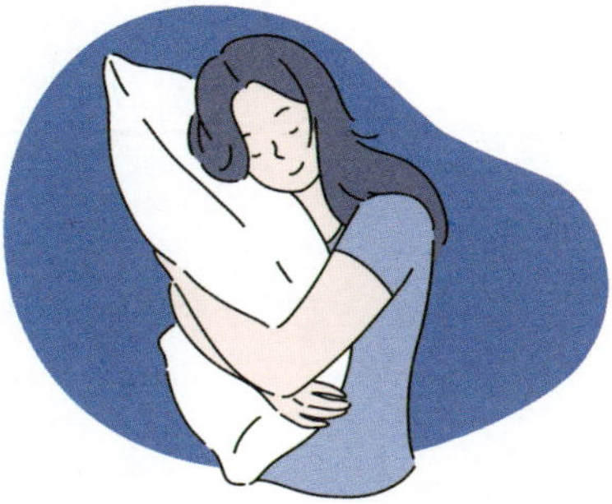

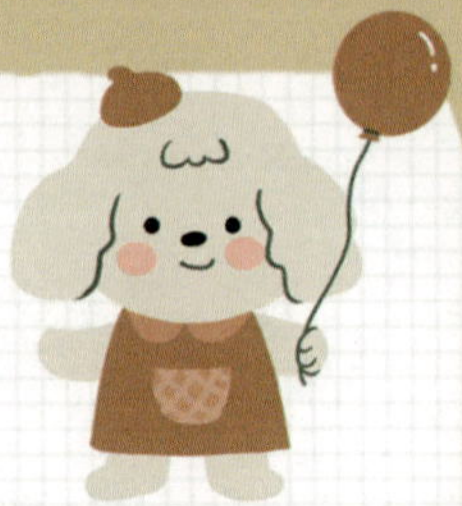

打卡手帐

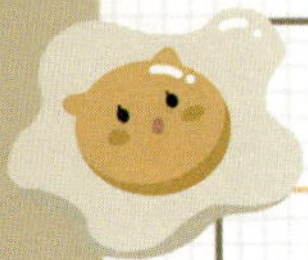

终　章

健康是终身的自我对话

第一节

心理博弈：与体重的诗意对话

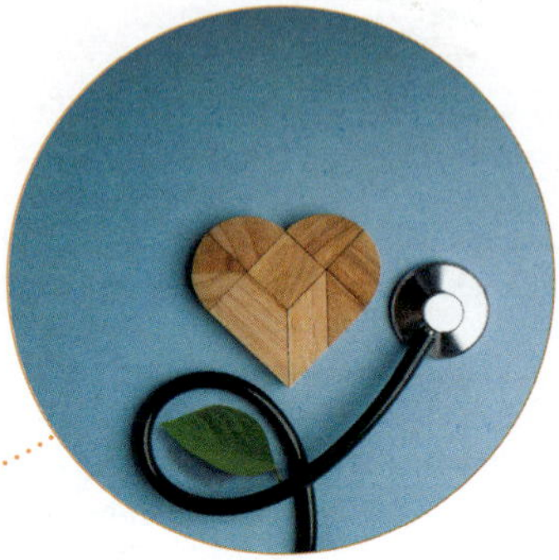

与体重秤的和解仪式

那个闪着冷光的体重秤，不该是审判命运的刑具。当数字跳动0.1 kg，或许是昨夜那碗汤里的盐分正牵着水分在血管里游荡，又或是新增的肌肉在悄悄重塑代谢版图，不必将心情绑定在小数点后的数字上。

有个朋友曾把清晨称重当作必修课，直到某日偶然发现，那条小一号的牛仔裤在腰间空出的褶皱，比任何数字都更诚实。体重如同潮汐，受激素的月亮牵引涨落，女性的生理周期会让水分波动2 kg，一次酣畅的力量训练能让肌肉储水增加1.5%。真正的胜利，是学会在晨起照镜子时，对着若隐若现的马甲线微笑，而非被电子屏上的小数点后两位绑架情绪。

试着把体重秤移到角落，换成每周一次的“身体感知日”：记录爬楼梯时不再急促的呼吸，感受久坐后依然灵活的腰肢，触摸锁骨处渐渐清晰的轮廓……这些才是生命真实的刻度。

这种和解的本质是回归身体的“原生语言系统”——当盐分在血管中牵引水分游移，实则是肾脏的钠钾泵在进行精密运算；新增肌肉的储水现象，恰似海绵吸水膨胀的建筑工程，为下一次力量爆发储备弹性势能。那位通过牛仔裤褶皱感知进步的女性，实则是启动了比体重秤灵敏十倍的“本体测量仪”，腰围缩减 1 cm 的背后，是内脏脂肪面积缩小 8 cm^2，肝脏胰岛素敏感度提升 12%；而锁骨轮廓的浮现，标志着斜方肌与胸锁乳突肌的张力平衡达到新稳态。更深远的是“身体感知日”的神经重塑：当指尖触摸肋弓下缘时，触觉信号经脊髓后索上传，激活岛叶皮层的身体意象中枢——这种具身认知训练比称重数据更能强化健康认同，如同盲人通过指尖阅读凸点，重新绘制出生命的等高线图。

食欲的情绪迷宫

我们的祖先靠高热量食物度过饥荒与危机。但现代社会的“危机”变成了季度考核与堵车长龙，食欲的警报系统却未曾进化。

破解之道不在对抗，而在驯服。当指尖即将撕开薯片包装时，给自己三分钟的“情绪快照”：

第一分钟：深呼吸五次，让副交感神经接管战栗的交感神经；

第二分钟：再想一想“此刻是胃在空虚，还是食欲的幻象？”

第三分钟：用温热的花茶代替甜食，看蒸汽在杯口画出情绪的形状。

研究显示，用20分钟快走替代情绪性进食，血清中的焦虑因子（皮质醇）会下降28%，而满足感却持久得多。这看似简单的三分钟仪式，实则是与进化本能的神经谈判术——当杏仁核因压力亮起红灯，五次深腹式呼吸如同向自主神经系统发送摩尔斯电码，提升迷走神经张力，将心率从战鼓般的100次/分安抚至70次/分的潮汐节律。第二分钟的自我追问激活前额叶的“真相检验程序”，功能性磁共振显示此时背外侧前额叶的血流量激增，如同探照灯刺穿食欲幻象的迷雾。而捧起花茶的动作，则通过触觉温度（60℃最佳）与嗅觉（茉莉醛分子）的双通道输入，在岛叶皮层重建愉悦记忆，使多巴胺分泌转向非食物通路。当运动信号通过跟骨传递至脑，前庭系统同步激活的γ-氨基丁酸（GABA）网络，会强力抑制下丘脑的“伪饥饿信号”；肌肉收缩释放的鸢尾素则如信使穿越血脑屏障，在杏仁核表面涂布一层天然的抗焦虑涂层。

平台期的破茧时刻

当体重在某个数字上筑起顽固的堡垒，恰是身体在说：“让我们重新谈谈条件。”代谢系统如同精明的商人，熟悉了你的卡路里“砍价”

套路后，开始收紧能量开支。

此时需要的不是更严苛的节食，而是一场精妙的心理剧。晨起对镜时，将“我又卡住了”换成“我的身体正在升级防御系统”。把理想身材的照片设为手机锁屏，不是为制造焦虑，而是让未来的自己穿越时空送来鼓励——那个更轻盈的身影仿佛在说：“你看，我们终将相遇。”

神经科学揭开了秘密：积极的自我暗示能让前额叶皮层释放特殊脑电波，促使内啡肽分泌量提升40%。这如同给代谢引擎重新点火，即便饮食运动方案未变，消耗效率却悄然爬升。有名跑者曾在平台期时，每日训练前默念“每一步都在重塑代谢地图”，三周后体脂率竟突破半年停滞，信念的重量，有时比杠铃更甚。

减重从来不是身体与意志的角斗场。当焦虑化作观察情绪的眼睛，当平台期变成聆听身体的契机，当食欲成为理解自我的窗口——这场心理博弈终将升华为与生命本质的对话。那些在深夜里与蛋糕的拉锯，晨起时与秤盘的对视，运动时与极限的切磋，都在编织着一个真相：最美的身材，是让灵魂住得舒适的模样。

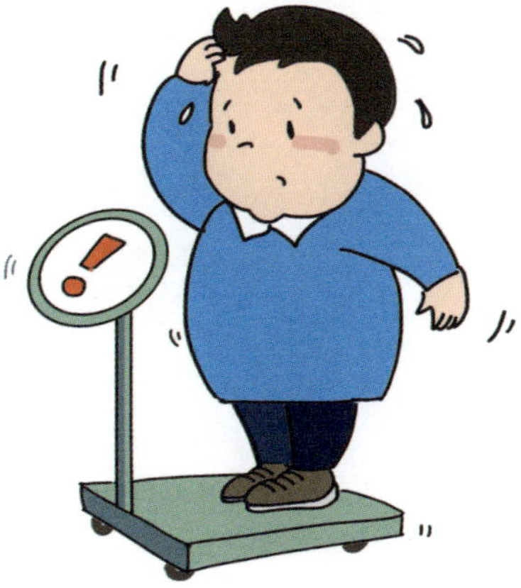

打卡手账

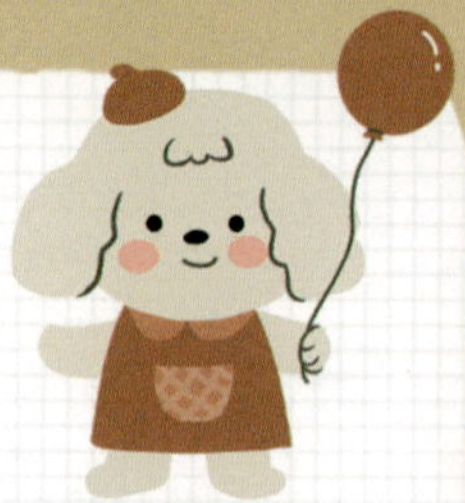

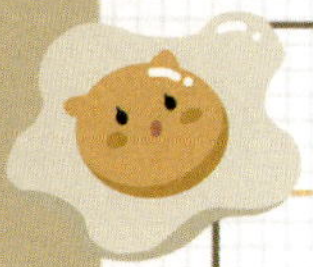

第二节

终身健康生态：与身体签订的契约

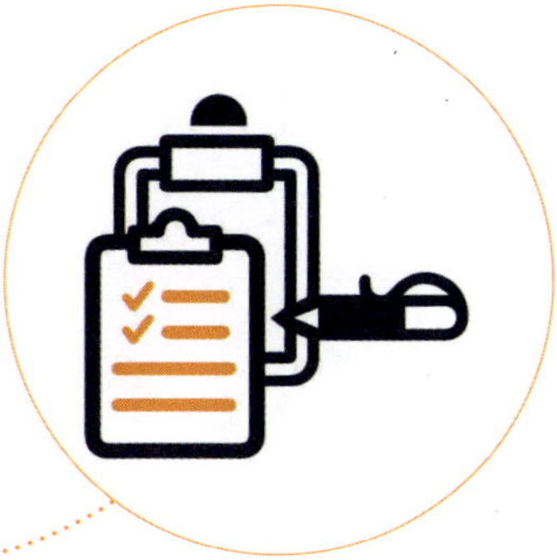

季度校准：代谢的四季更迭

身体是台精密仪器，需要每季度的深度对话。当春风拂过体脂秤的传感器，那些跳动的数字在讲述代谢的故事：男性体脂率突破 20% 的警戒线，如同油箱里混入了劣质汽油；女性肌肉量跌破 28% 的基准，提示代谢引擎正在悄悄降速。更精准的 DEXA 扫描会揭示更深层的秘密：内脏脂肪面积超过 100 cm² 时，糖尿病的阴影正在胰腺附近徘徊，每增加 10 cm²，胰岛素抵抗的风险便攀上新的崖壁。

握力测试是场微型生命预言：男性低于 28 kg 的握力，不仅意味着拧不开果酱瓶，更暗示代谢综合征的爪牙已潜伏在血管壁。6 分钟快走测试则是心肺功能的晴雨表：当步速无法在小区林荫道达到 6 分钟 550 m（男）/500 m（女），脂肪燃烧的炉火便需重新添柴。

此时需要启动“代谢复兴计划”：用弹力带划船动作唤醒沉睡的

背肌，每组 12 次的节奏像给肌肉输入莫尔斯电码；壶铃深蹲时想象正在拾起散落的生命力，4 ～ 8 kg 的重量是重塑代谢的密钥；楼梯间化身垂直训练场，五层缓爬接两层冲刺，让心肺功能在喘息中涅槃。

健康契约的签订仪式

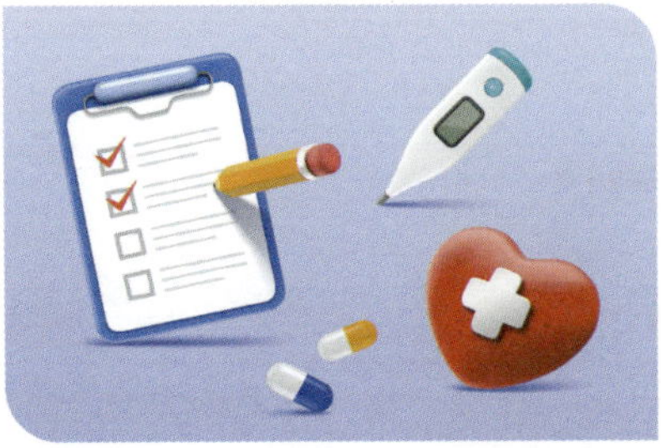

体检的健康报告不是终点，而是新篇的序章。当卤牛肉的香气替代了红烧肉的油腻，当魔芋结替代精制淀粉填饱家人的胃，当橄榄油与健康食谱替代了重口外卖，这场代谢革命已悄然写入家族基因。

真正的终身体重管理，藏在孩子指尖与绿灯食材的距离间，在亲人互相按摩僵直肩颈的掌心中，在阳台防滑垫上日积月累的汗渍里。当健康不再是苦行，当管理化作本能，那些曾被视作负担的饮食刻度与运动频率，终将成为流淌在血液中的生命韵律。这场体重革命的本质是跨代际的代谢记忆重塑，使健康契约不再是纸面宣言，而是刻录在每一寸肌肤上的生物密码。

打卡手账

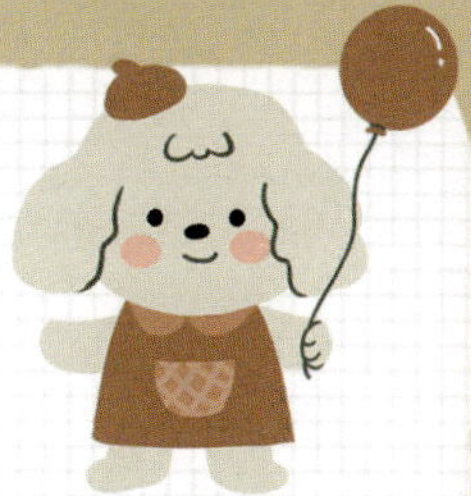

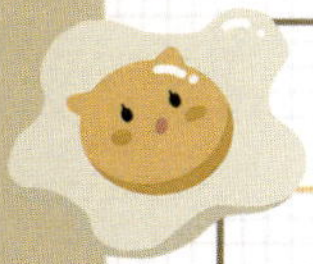

亲爱的朋友：

当你的手指即将合上这本书时，或许你正站在新的起点上。那些曾让你焦虑的体重数字，已化为理解身体的刻度尺；那些深夜与食欲的搏斗，正蜕变为与代谢对话的默契。这不是终点，而是你与生命真相真正相遇的开端。

关于未来，我想告诉你：

1. 体重波动不是倒退，而是代谢在呼吸

当某天发现腰围反弹 1 cm，请先查看睡眠记录——研究显示，连续 3 天睡眠时间少于 6 小时，腹部脂肪合成速度提升 27%。这不是失控，而是身体在提醒：健康需要多维平衡。

2. 饥饿感可以成为盟友

下次空腹感来袭时，不妨取出冰箱里的“代谢信物”，可能是你冷藏的杂粮饭团，或是浸泡着奇亚籽的果醋水。这些曾被你遗忘或忽视的食物，将成为唤醒身体智慧的口令。

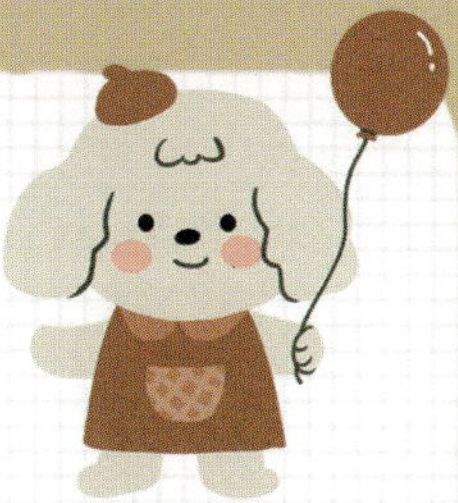

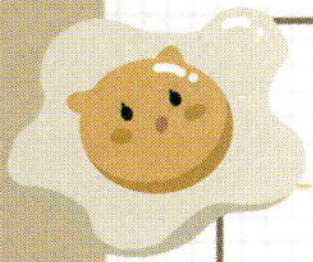

3. 完美是健康的敌人

那个偷吃冰淇淋的午后，那些跳过运动的雨天，其实藏着更深的启示：允许 15% 的弹性，反而能让代谢系统保持敏锐。就像森林需要野火重生，你的健康也需要偶尔的“失控”来激活适应力。

亲爱的朋友，当你合上这本书时，请不要说“我读完了”，而是轻声说“我开始了”——

开始用晨脉而非体重丈量健康，开始把超市货架看作代谢战场，开始理解那些曾被厌恶的脂肪褶皱……你不再是那个与身体为敌的斗士，而是懂得倾听代谢低语的智者。

愿你在未来的每个清晨，对着镜子说：“今天我们一起成长。”

愿你在往后的每次进食，都能听见细胞欢欣的私语。

愿这场始于减重的旅程，带你走向更广阔的健康图景，那里没有非黑即白的教条，只有与身体共舞的智慧韵律。

你永远的同行者